JN117264

体外受精を考えているみなさまへ

治療の現状を知って、あなたが受ける
体外受精での治療の参考にしてください。

　不妊治療情報センター（www.funin.info）では、毎年、体外受精を行っている不妊治療専門施設にアンケートを実施し、その回答を集計・編集しています。目的は、体外受精（生殖補助医療）の現状を広く知っていただくこと、そして、これから体外受精を受ける人が少しでも不安なく治療が受けられること、生殖医療の健全な発展とその啓発のためです。

　アンケートの実施は今年で 12 回目となり、これまでに多くのクリニックや病院から回答をいただきました。アンケート対象となる施設は全国に約 600 施設あり、毎年 5 分の 1 〜 4 分の 1 となる 120 〜 150 施設から回答が寄せられます。今年は、昨年 4 月から始まった保険適用化から、アンケート内容も新たにし、122 施設から回答が寄せられました。

　アンケート内容は、体外受精の治療周期に沿っていますので、本編を読むことで、体外受精の一通りをご理解いただけることと思います。さらにクリニックの特長や関連企業の紹介からも、広く情報が得られることでしょう。

　そして、巻末には病院選びに役立つ全国の体外受精実施施設リストおよび先進医療を含めた特別診療項目の実施一覧（アンケート回答施設）を掲載しましたので、最寄りの病院やクリニックを調べる時の参考にご覧ください。

　本書が、みなさまにとって、安全で安心できる体外受精（生殖補助医療）を受けるための一助となれば幸いです。

CONTENTS

生殖医療を応援する企業

私たち体外受精実施施設のオプション診療実施項目一覧

保険適用後の特別アンケートで
わかった体外受精の現状

保険診療で変わったこと

　不妊治療の保険診療が始まり、1年が経ちました。保険適用化については、関係者の間でも色々な議論が重ねられ、患者さんにも喜ばれ、社会貢献度も高いものと賛成意見が伝わる中、これまでの個別化された診療ができなくなるとの心配の声もありました。

　そして、保険診療の仕組みや内容にも注目が集まっていました。右ページに保険適用での不妊治療の診療項目を示しましたが、実際に、各不妊治療（生殖補助医療）実施施設の現状はどうなのでしょう？

　今回のアンケートは、保険診療に注目して情報を収集しました。

　結果、以下のような様子がわかりました。

1、保険診療では治療が画一化され、どの治療施設でも同じ診療が受けられるものとして治療に対する勉強心が薄くなり、知識不足の患者さんが増えている
2、患者さんへの説明時間が長くなっている
3、保険適用後、患者さんは増えていて、特に30〜34歳の層で増えている
4、保険診療で30〜34歳の層が増えたことから妊娠率が上がっている
5、高年齢層での保険診療は自由度が少ない分、妊娠が難しいケースがでている
6、治療が画一化されるため、転院時の胚や精子の移送&受入がしやすくなった
7、先進医療との組み合わせで、診療のしづらさがでている

　気づくことはまだまだあるかと思います。今回のアンケートでは拾えなかったことで、不妊治療の現場で変わったことは、本編で知ること以上にたくさんあるでしょう。その変化が今後の不妊治療の発展に結びつくよう、そして少しでも体外受精を考えている人の参考になるよう、まずは本アンケートの結果をご覧ください。

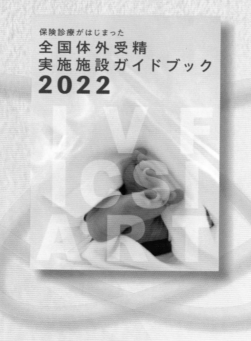

保険診療がはじまった
全国体外受精
実施施設ガイドブック
2022

不妊治療に保険が適用

　2022年4月から不妊治療の保険診療がスタートしました。

　保険診療による不妊治療には、一般不妊治療（タイミング療法と人工授精）と、生殖補助医療（体外受精、顕微授精）があります。一般不妊治療には年齢制限も回数制限もありませんが、生殖補助医療については、年齢制限と回数制限（胚移植回数）があります。40歳未満までは1子ごと6回まで、40歳以上43歳未満は1子ごと3回まで保険診療で受けることができ、この回数は胚移植回数となり、制限を超えて保険診療を受けることはできません。

　日本では、混合診療（同じ病名の治療周期に保険診療と自由診療を合わせて受けること）が認められていないため、自由診療による治療を行った場合は、保険診療で受けられる治療であっても保険は適用されず全てが自由診療となり、医療費の全額が自己負担になります。

　不妊治療に保険が適用される前には受けられていた医療技術や検査が、保険診療では受けられないものもありますが、そのなかには、保険診療を受けながら先進医療として受けることができる検査や医療技術もあります。

生殖補助医療

- 排卵誘発
- 採卵採精
- 体外受精 顕微授精
- 胚培養・凍結
- 胚移植
- 凍結胚保存管理

3割負担

保険診療で体外受精を受けるための条件など

- 婚姻関係にあるか事実婚である
- カップルで説明を受ける
- 治療計画書にサインする
- 医師が不妊症と判断する
- 40歳未満： 1子ごと移植6回まで
- 40～43歳未満： 1子ごと移植3回まで

受けることのできる症状など

- 原因不明不妊症 一般不妊治療で妊娠できない
- 卵管性不妊症、感染症、子宮内膜症など
- 免疫性不妊症 抗精子抗体
- 男性不妊症 など

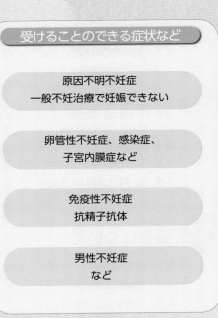

一般不妊治療

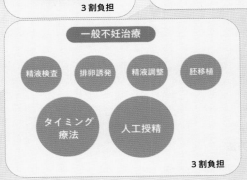

- 精液検査
- 排卵誘発
- 精液調整
- 胚移植
- タイミング療法
- 人工授精

3割負担

先進医療

PICSI	子宮内フローラ検査 子宮内細菌叢検査2
IMSI	子宮内膜スクラッチ 子宮内膜擦過術
タイムラプスインキュベーター	シート法 子宮内膜刺激術
ERA 子宮内膜受容能検査	二段階胚移植術
ERPeak 子宮内膜受容期検査	タクロリムス投与法 反復着床不全に対する投薬
EMMA/ALICE検査 子宮内細菌叢検査1	マイクロ流体技術を用いた精子選別（アンケート実施後に認定）

全額負担

体外受精特別アンケートの内容

保険診療元年・2022年の状況を探る2023年発表のアンケート内容は以下の構成で行いました。

STAGE 01 治療の状況

1-1、保険診療での治療（一般不妊治療と体外受精）の割合
1-2、移植胚（IVF 新鮮胚、ICSI 新鮮胚、凍結融解胚）の割合
1-3、体外受精の治療における保険診療と自由診療の割合
1-4、ART 患者さんの年齢割合と保険適用後に増えた年齢層
1-5、保険診療、自由診療別、体外受精の臨床妊娠率
1-6、患者さんで体外受精になる原因として多いもの
1-7、実施している受精方法
1-8、開院してからの治療実績

STAGE 02 治療を始める前に

2-1、体外受精の説明について　形式と説明スタッフ、説明資料
2-2、相談窓口の形式と対応スタッフ

STAGE 03 採卵当日の採精について

3-1、採精場所
3-2、精子回収術として実施しているもの
3-3、精子回収術の実施場所

STAGE 04 採卵について

4-1、採卵時の麻酔
4-2、採卵時スタッフ
4-3、採卵後の休憩時間

STAGE 05 培養室について

5-1、培養室の取り組み
5-2、保有インキュベーター
5-3、培養室スタッフ
5-4、凍結保存について、実施しているものと延長の連絡方法

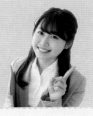

私たちの知りたいこと!

STAGE 06 胚移植について

6-1、移植胚（新鮮胚、凍結杯、初期胚、胚盤胞）の割合
6-2、黄体管理の方法
6-3、移植胚の選択について
6-4、どこまでのグレード胚が対象か？

STAGE 07 妊娠について

7-1、妊娠判定の目安について
7-2、分娩施設への紹介状について

STAGE 08 転院時の移送について

8-1、移送ができるもの
8-2、受け入れができるもの
8-3、移送する方法

STAGE 09 保険診療の対象から外れる患者さんについて

治療は一般不妊治療を続けるケースが多いのか、
自由診療で体外受精を続けるケースが多いのか、治療を辞めるケースが多いのか

STAGE 10 取り扱いのある診療について（先進医療項目他）

1. PICSI
2. IMSI
3. タイムラプス
4. ERA
5. ERPeak
6. EMMA／ALICE
7. 子宮内フローラ検査
8. 子宮内膜スクラッチ
9. SEET 法
10.二段階移植法
11. タクロリムス投与療法
12. PGT
13. PRP
14. 不育症検査
15. 不育症治療

（ ▶各説明は 113 ページをご覧下さい ）

※不妊治療に保険が適用された 2022 年、私たちの発行する体外受精実施施設完全ガイドブックは、保険適用に特化した内容にて、ベースとなる体外受精特別アンケートを実施しました。

治療の状況

アンケート1の項目では、保険診療で不妊治療を受ける場合、一般不妊治療と体外受精ではどちらが多いのか、そして移植胚では新鮮胚と凍結融解胚の割合、体外受精の治療における保険診療と自由診療の割合、患者さんの年齢と保険適用後に増えた年齢層、また体外受精の原因として多いものと、実施している受精方法や今までの治療実績をお聞きしました。

1-1　保険診療での治療（一般不妊治療と体外受精の割合）

医師が診断を行い治療が可能であれば、一般不妊治療は特に制限なく保険が適用され、体外受精では、年齢制限や回数制限があるものの対象であれば、保険診療による治療が受けられます。

よく言われている平均的な妊娠率は、人工授精で10%、体外受精で30%です。

不妊治療の保険適用化で体外受精は医療費の自己負担が3割となり、治療が受けやすくなりました。助成金の場合との比較も必要ですが、保険適用化で患者さんたちの受ける治療は一般不妊治療と体外受精ではどちらが多いのでしょう？

この結果、それぞれの施設によって比率が違うことがわかりました。

保険診療での治療！　多いのは‥‥
体外受精、それとも一般不妊 ？

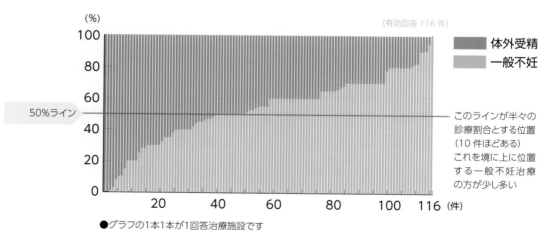

(有効回答 116 件)

50%ライン

このラインが半々の診療割合とする位置（10件ほどある）これを境に上に位置する一般不妊治療の方が少し多い

●グラフの1本1本が1回答治療施設です
左から体外受精の比率が多い順に表示しています

グラフ 1-1　保険診療での治療（一般不妊治療と体外受精の割合）

移植胚（IVF 新鮮胚、ICSI 新鮮胚、凍結融解胚）の割合

移植胚については、全体として8割以上が凍結胚で実施していることがわかりました。胚を凍結することで着床環境を整え、より良いタイミングでの移植が可能になり、複数の良好胚が出来た時に複数回の移植ができるなどのメリットがあります。

　この凍結保存技術には、日本の開発者が大きく貢献しています。

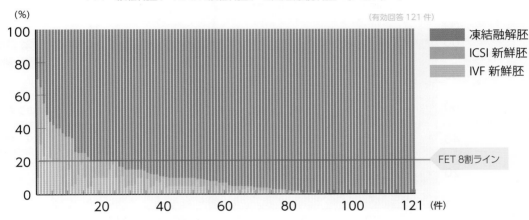

移植胚で多いのは・・・・
IVF 新鮮胚、ICSI 新鮮胚、凍結融解胚（FET）？

●グラフの1本1本が1回答治療施設です
凍結融解胚が圧倒的に多いことが色の面積からもわかります

| グラフ 1-2 | 移植胚（IVF 新鮮胚、ICSI 新鮮胚、凍結融解胚）の割合 |

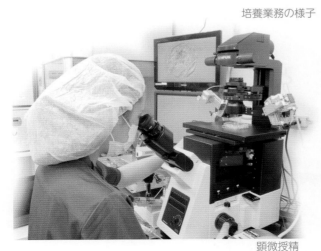

培養業務の様子

顕微授精

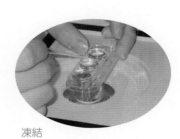

凍結

保存タンク

1-3 体外受精の治療における保険診療と自由診療の割合

　回答 121 施設中 114 施設が、50%以上の割合で保険診療を多く行っていて、90 施設は 75%以上の割合で保険診療を行っていました。このことから、保険適用化で体外受精の多くが保険診療で行われている現状がわかります。患者さんにとって、保険診療での体外受精は待ち望んでいたものと解釈できます。

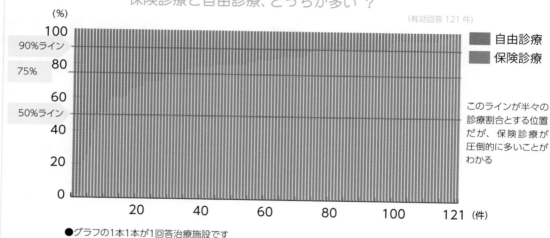

体外受精の治療は
保険診療と自由診療、どっちが多い ？

(有効回答 121 件)

凡例：自由診療／保険診療

このラインが半々の診療割合とする位置だが、保険診療が圧倒的に多いことがわかる

●グラフの1本1本が1回答治療施設です
保険診療での体外受精の割合が 50%以下とする治療施設の件数が 10 件ほどしかないことがわかります

グラフ 1-3 　体外受精の治療における保険診療と自由診療の割合

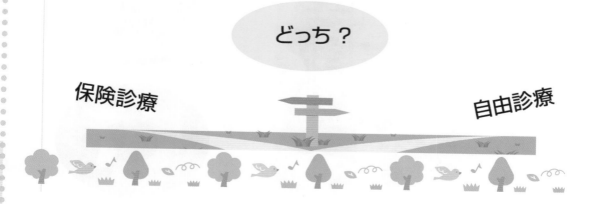

どっち ？

保険診療　　　　自由診療

1-4 ART 患者さんの年齢割合と保険適用後に増えた年齢層

保険適用後に増えた年齢層として、29 歳以下、30 〜 34 歳、35 〜 39 歳、40 〜 42 歳、43 歳以上の層での質問に対し、最も増えていたとする層（下々部グラフ）は 30 〜 34 歳で、次が 35 〜 39 歳、そして 29 歳以下の順に多くありました。生殖適齢期にあたる年齢層の患者さんが増え、ART での妊娠率も比較的高くなってきています。これにより、保険適用元年後の生産率に期待も高まります。

患者さんの年齢層は ？

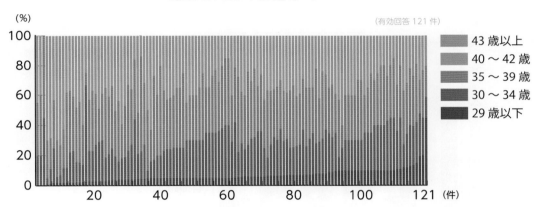

（有効回答 121 件）

●グラフの1本1本が1回答治療施設です

治療施設1件1件の患者さんの年齢層がわかります。特に、35 〜 39 歳の患者さんが多いことがわかります。続いて 30 〜 34 歳の層、次いで 40 〜 42 歳の層が多い

保険適用後に増えた年齢層は ？

（有効回答 129 件）

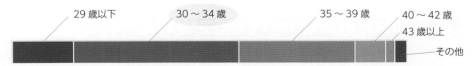

重複回答があり全 129 件中、増えた順に 30 〜 34 歳（54 件）、35 〜 39 歳（38 件）、29 歳以下（20 件）、40 〜 42 歳（10 件）、43 歳以上（3 件）、その他（4 件）でした

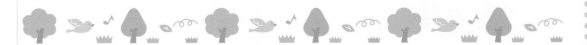

グラフ 1-4　ART 患者さんの年齢割合と保険適用後に増えた年齢層

1-5 保険診療、自由診療別、体外受精の臨床妊娠率

　保険診療での妊娠率は、31〜40%の層とするのが一番多く、21〜30、41〜50、51〜60%の層に続く回答があることがわかります。一方、自由診療では、21〜30%の層とするのが一番多く、31〜40、0〜10、41〜50%の層に続く回答があることがわかります。有効回答での平均妊娠率は、保険診療の方が高く臨床妊娠率で38%、自由診療の臨床妊娠率が28%との結果でした。

　それぞれの患者さんの背景や治療施設の特徴を考えれば、単純に比較評価できるものではありませんが、あくまでも全体の参考として覚えておくと良いでしょう。

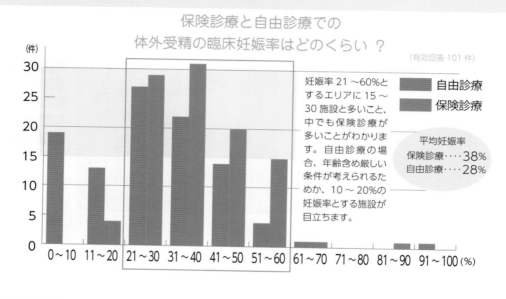

保険診療と自由診療での
体外受精の臨床妊娠率はどのくらい？

（有効回答 101 件）

妊娠率 21〜60%とするエリアに 15〜30 施設と多いこと、中でも保険診療が多いことがわかります。自由診療の場合、年齢含め厳しい条件が考えられるためか、10〜20%の妊娠率とする施設が目立ちます。

平均妊娠率
保険診療‥‥38%
自由診療‥‥28%

グラフ 1-5　保険診療、自由診療別、体外受精の臨床妊娠率

1-6 患者さんで体外受精になる原因として多いもの

　体外受精の原因で多いものを1位から3位まで、3つあげてもらいました。その結果、1位で一番多いのは機能性不妊（原因不明）、2番目は年齢因子、3番目は男性因子でした。2位として一番多いのは男性因子、2番目は機能性不妊（原因不明）、3番目は年齢因子でした。3位で一番多いのは男性因子、2番目は卵管因子、3番目は子宮内膜症でした。

　回答にあった因子は、機能性不妊（原因不明）、卵管因子、年令因子、男性因子、一般不妊治療不成功、排卵障害、AMH 値、がん治療、女性因子、子宮因子、受精障害でした。

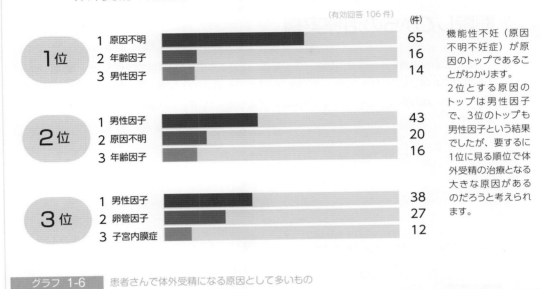

体外受精の治療になるときの原因で多いものは？

（有効回答 106 件） （件）

1位
1 原因不明 — 65
2 年齢因子 — 16
3 男性因子 — 14

機能性不妊（原因不明不妊症）が原因のトップであることがわかります。

2位
1 男性因子 — 43
2 原因不明 — 20
3 年齢因子 — 16

2位とする原因のトップは男性因子で、3位のトップも男性因子という結果でしたが、要するに1位に見る順位で体外受精の治療となる大きな原因があるのだろうと考えられます。

3位
1 男性因子 — 38
2 卵管因子 — 27
3 子宮内膜症 — 12

グラフ 1-6 患者さんで体外受精になる原因として多いもの

1-7 実施している受精方法

　8例の受精方法、c-IVF、ICSI、スプリット ICSI、レスキュー ICSI、IMSI、PICSI、SL-ICSI、PIEZO の実施状況では、c-IVF が 121 件（100%）、ICSI が 117 件（97%）、スプリット ICSI が 111 件（92%）、PIEZO が 52 件（42%）、レスキュー ICSI が 51 件（42%）、PICSI が 43 件（36%）、IMSI が23件（19%）、SL-ICSI が 19 件（16%）でした。

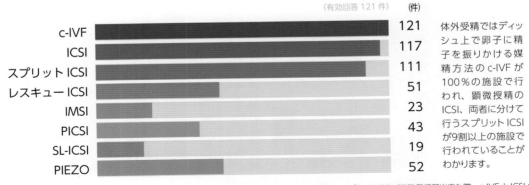

培養室で卵子と精子を受精するのに実施している方法は？

（有効回答 121 件） （件）

	（件）
c-IVF	121
ICSI	117
スプリット ICSI	111
レスキュー ICSI	51
IMSI	23
PICSI	43
SL-ICSI	19
PIEZO	52

体外受精ではディッシュ上で卵子に精子を振りかける媒精方法の c-IVF が 100％の施設で行われ、顕微授精の ICSI、両者に分けて行うスプリット ICSI が9割以上の施設で行われていることがわかります。

グラフ 1-7 実施している受精方法

c-IVF（通常媒精）、ICSI（顕微授精）、スプリット ICSI（複数卵採卵出来た際、c-IVF と ICSI のどちらの媒精も行う方法）、レスキュー ICSI（c-IVF 後に未受精と判断した卵子に対する顕微授精）、IMSI（高倍率で精子を観察し、精子選別を行う ICSI）、PICSI（ヒアルロン酸を用いて精子選別を行う ICSI）、SL-ICSI（紡錘体を可視化し行う ICSI）、PIEZOICSI（微細な振動により細胞破膜を行う ICSI）。

1-8 開院してからの治療実績

　今までの治療実績を、①治療周期数、②出産数、③最高齢出産の3項目で調べました。開院してからの期間は 0.8 年から 38 年まであり、総治療周期数は 76 万 4693 周期、最多の治療施設は7万2000周期でした。最高齢出産では、46 歳とする施設が最も多く 30 件、最高齢は 49 歳で、平均では 45.5 歳でした。

開院から今までの実績はどのくらい ？

1 治療周期数

(有効回答 90 件)

平均
11,764.5件
治療周期数
平均診療年数
14 年

開院してからの平均年数は、14 年ほど。治療周期数の平均は約 11,765 件にのぼります。治療周期数には、採卵周期だけでなく凍結融解胚移植周期なども含まれ、年間治療周期では 860 実施計算になります。

2 治療による出産数

(有効回答 84 件)

平均
2,286.6件
出産数
平均診療年数
13.2 年

開院してからの平均年数 13.2 年。出産数の平均は 2,286.6 件となります。開院してからの年数は治療施設ごとに違いがありますが、年間で 173 件の出産があり、施設合計は、14532 人です。

日本産科婦人科学会の ART データ 2020 では、生産数（生きた赤ちゃんが生まれた数）を 58,800 人としていますので、一概には比べられませんが、ここではその約 4 分の1のデータということになります。

3 最高齢出産年齢

各治療施設の出産最高年齢は、40 代以上で、特に 46 歳が 30 件でした。49 歳での出産例もあることから年齢を重ねても期待は持てると考えますが、採卵した年齢はそれよりも若く、採卵時年齢は

45 歳以下だったことがコメントとしてあげられています。ただし、これも多くの症例があるわけではないようです。

(有効回答 106 件)

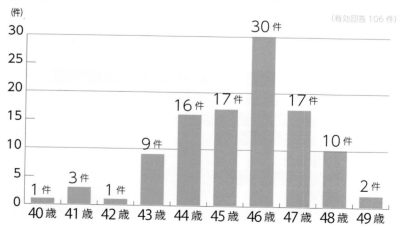

40歳	1件
41歳	3件
42歳	1件
43歳	9件
44歳	16件
45歳	17件
46歳	30件
47歳	17件
48歳	10件
49歳	2件

グラフ 1-8　今までの治療実績

日本の体外受精の現状は ？

ART妊娠率・生産率・流産率 2020

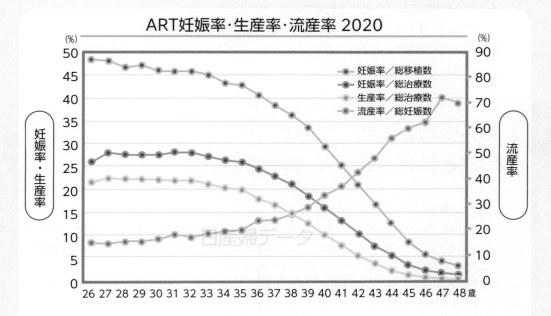

凡例:
- 妊娠率／総移植数
- 妊娠率／総治療数
- 生産率／総治療数
- 流産率／総妊娠数

左軸: 妊娠率・生産率 (%)
右軸: 流産率 (%)
横軸: 26 27 28 29 30 31 32 33 34 35 36 37 38 39 40 41 42 43 44 45 46 47 48歳

年齢と妊娠率

グラフは、日本産科婦人科学会が発表している体外受精による妊娠率・生産率・流産率（2020年版）です。このグラフから体外受精における女性の年齢と妊娠の関係がわかります。

妊娠率、生産率、ともに30歳半ばから下がりはじめ、40歳半ば以降はかなり厳しいことがわかります。生産率（生きた赤ちゃんが生まれている確率）では、治療数あたりで20％以上なのは35歳までです。

胚移植あたりでの妊娠率は、36歳までは40％以上ありますが、それ以降は急激に下降していくことがわかります。

そして、37歳を超えると流産率が高くなることからも、女性にとって年齢が妊娠・出産にとって大きな意味を持っていることがわかります。

体外受精児数の推移

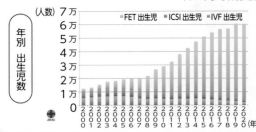

凡例: FET 出生児　ICSI 出生児　IVF 出生児
左軸: 年別 出生児数 （人数）

2008年以降、凍結融解胚移植による出生児数が多くなってきています。胚盤胞までの長期培養、胚の急速ガラス化保存法などの発展から凍結融解胚移植、なかでも胚盤胞での移植での妊娠率が高くなり、出生児数につながっています。

そのため現在では、凍結融解胚移植を主軸に治療を行う施設が増えています。

　保険診療を受ける際、患者さんは夫婦・カップルで受診し、検査などを通して不妊治療が必要であることの診断とともに、医師が提示する治療計画書の内容に同意し、保険診療が可能となります。ふたりが納得のいく治療を受けるためにも、受ける治療のことをスタート時から理解していることが大切です。

　そのため、多くの ART 施設が定期的に説明会を開くなどして治療への理解を深めてもらい、相談窓口を持ち、不安や心配への対応をし、治療環境の最適化や改善に努めています。

　02 では、これら状況を調べました。

2-1 体外受精の説明について
形式と説明スタッフ、説明資料

　最初にお聞きしたのは説明形式や説明するスタッフ、説明に用いる資料についてです。

　形式では、個別説明が最も多く、続いて集団での説明会と動画配信との結果でした。基本、医療では個別説明とする流れがあり、より効率的に多くの患者さんに情報を直接伝えるための説明会の開催があるということがわかりましたが、動画配信やインターネット上でのセミナーとなるウェビナー（ウェブでのセミナーからの造語）も増える傾向にあり、今後のコミュニケーションツールとして動向が注目されます。その他は、DVD、冊子でした。

　説明は医師が直接行っているとする回答が最も多く、看護師と胚培養士も半数近くで説明に参加していることがわかります。特に保険診療ではレセプト業務が大変になるため、医療事務も今後は参加機会が増えると予想されます。その他のスタッフとしては、IVF コーディネーター、心理士、不妊カウンセラーが記載されていました。

　説明でも医師の顔が見えると安心感があり、そのイメージ通りの現状があるようです。

　資料については、オリジナル冊子とする回答が9割以上と最も多く、動画も半数の治療施設で普及していることがわかります。その他の内訳は、スライドやオリジナル PPT（パワーポイント）、DVD、WEB 用資料などでした。

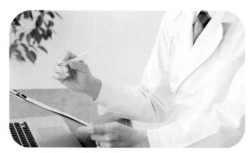

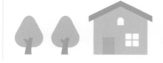

1 体外受精の説明の形式について

新型コロナウイルス感染症が流行する以前は、集団での説明会を開く治療施設も多くありましたが、最近では個別説明会やウェビナーでの説明会が増え、動画配信による説明もあります。ただ、ウェビナーや動画配信は説明を受けるカップルの反応がわからないため、説明が理解されているのかを心配する医師もいます。

(有効回答 121 件) (件)

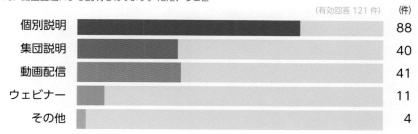

個別説明	88
集団説明	40
動画配信	41
ウェビナー	11
その他	4

2 説明スタッフについて

医師が説明を行う治療施設が多く、次に看護師、胚培養士と続きます。医師 1 人が説明を行う治療施設もあれば、看護師や胚培養士がそれぞれ専門分野について説明を行う治療施設もあります。その他には心理士、カウンセラー、コーディネーターなどがあげられていました。治療の方法ばかりでなく、心のケアを重要と考える治療施設も少なくありません。

(有効回答 121 件) (件)

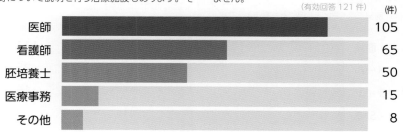

医師	105
看護師	65
胚培養士	50
医療事務	15
その他	8

3 説明資料について

説明資料としては、オリジナル冊子を配布しているところが多くありました。説明会終了後も冊子を読むことで再確認できたり、より深く理解することができます。動画やスライドショーの利用も多く、治療施設がよりわかりやすい説明のために工夫していることがうかがえます。

(有効回答 121 件) (件)

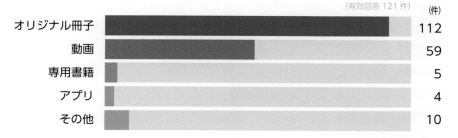

オリジナル冊子	112
動画	59
専用書籍	5
アプリ	4
その他	10

グラフ 2-1　体外受精の説明について／形式・スタッフ・資料

2-2 相談窓口の形式と対応スタッフ

　続いては、不妊治療に大きく関係してくる相談のことです。やはり窓口としては面談形式が多く、当たり前といえば当たり前の結果ですが、相談も診療に組み込まれている様子も伺えます。続いてはメールとオンラインで、その他には外来電話、看護なんでも相談、不妊不育専門相談センターなどの記載があり、SNS とする ART 施設は少数ながらも今後の発展性が気になるところです。

　スタッフに関しては、医師と看護師が最も多く、胚培養士も半数以上と多いことがわかります。その他には、不妊カウンセラー、心理カウンセラー、相談員、IVF コーディネーター、コーディネーター、カウンセラーの記載がありました。

1 相談窓口について

患者さん個々の疑問や質問に応えるための窓口として、面談が多くありました。診察日の場合は、医師との話で患者さんが不安そうなときには、看護師が別室で話を聞くということもあるようです。

それ以外ではメールや SNS（メッセージアプリなど）の利用、その他であげられた電話などで随時対応しているようです。

（有効回答 121 件） （件）

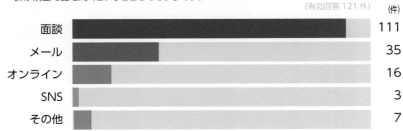

面談	111
メール	35
オンライン	16
SNS	3
その他	7

2 相談スタッフについて

では、その相談窓口で誰が対応するかについては、医師、看護師が対応するケースが多く、次に胚培養士でした。このことから体外受精の治療に関する

ことが相談内容としては多いのではないかと推測します。また、治療の過程によって、それぞれの専門家が相談に対応している様子も伺えました。

（有効回答 119 件） （件）

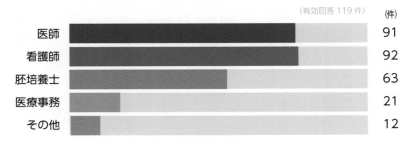

医師	91
看護師	92
胚培養士	63
医療事務	21
その他	12

グラフ 2-2 　相談窓口の形式と対応スタッフ

体外受精実施施設、スタッフについて

医師・施設基準

■保険診療で一般不妊治療や男性不妊の治療を受ける場合、産科、婦人科、産婦人科、あるいは泌尿器科の標榜があることが必要です。

■保険診療で一般不妊治療を受ける場合、上記保険医療機関において、次のいずれかの経験がある常勤医師1名以上がいることが必要です。

1、産科、婦人科もしくは産婦人科について5年以上の経験がある　2、泌尿器科について5年以上の経験がある

医師は、患者さん夫婦を診て初診・検査を行い、不妊症の原因を診断して治療計画を立て、患者さんへの説明があり同意を得られたら治療を開始します。そして、妊娠判定までを診ます。

胚培養士

不妊治療施設・生殖医療の現場で、培養室を管理し、ご夫婦の遺伝情報を含む生殖細胞の卵子と精子を扱う作業をするのが培養士です。医師が採卵した卵胞液から卵子を取り出し、受精培養、受精した胚の凍結保存、移植胚の評価選定などに携わります。関連の教育機関から入職し、院内で専門の知識や技術を学んだスタッフですが、検査技師や看護師スタッフが培養士になるケースもあるようです。

特に国の定めた資格はありませんが、関連学会として日本卵子学会、日本臨床エンブリオロジスト学会の両者があり、個別の認定制度を設けているため、統一した納得の行く資格制度として国家資格も期待されているようです。

看護師

問診確認や、採血、注射処置、採卵手術や移植手術補助、処方薬剤の手渡しなど診療の通常看護業務に加え、不妊というデリケートな面での対応をするために、専門的な資格を有する看護師、カウンセリング知識や体外受精のコーディネート知識、栄養知識を持つ者もいます。

これら仕事内容は、保険診療下では医療機関ごとで差があることが考えられます。

日本看護協会が認定している不妊症看護認定看護師もいますが数は少なく、他団体の行う不妊症看護専門の認定もいくつかあるのが現状です。

生殖医療を専門とする医師

日本で体外受精を行う医療機関は、日本産科婦人科学会に体外受精実施施設の登録申請を行い、認定を受けて診療をしています。認定を受けずに独自に実施している施設もありますが、ごく稀です。ですので、登録のある施設の信頼性は非常に高いといえます。体外受精のことをART（Assisted Reproductive Technology）、生殖補助医療の大枠に含めていうことがあります。

登録があり、これらの言葉が用いられている産婦人科・不妊治療施設なら、体外受精まで受けることができる医療機関と考えて良いでしょう。

日本には、専門医制度がありますのでそれについてもみておきましょう。

生殖医療を専門とする医師は、体外受精の現場でトップに立って診療を行い、夫婦・カップルの不妊原因を探り、不妊治療のスケジュールをたて、採卵、胚移植、妊娠判定を行います。

妊娠・出産に関わることですから治療にあたる医師はもちろん産科、婦人科、産婦人科の医師が基本です。（施設基準等、前記参照）

近年、日本生殖医学会が認定する専門医制度が始まり、学会の認定資格を受けた医師が認定生殖医療専門医として名乗ることができ、広く活躍しています。

また、男性不妊を扱う医師には、産婦人科の医師もいれば、泌尿器科の医師もいます。日本生殖医学会に属し、男性不妊を専門に診る泌尿器科の医師が学会認定の専門医を取得することで、認定生殖医療専門医として活躍していますが、泌尿器科全体ではまだまだ少ないため、泌尿器科ならどこでも男性不妊を専門的に診てもらえるわけではないことも知っておくとよいでしょう。

採卵当日の採精について

　不妊治療には、男性側の精子が大きく関係してきます。特に体外受精には、採卵に合わせ、パートナーの採精が必要です。採精場所としては、自宅採精と院内採精があり、どちらが多いのか、また、男性不妊症での精子回収の実施状況を調べました。

3-1 採精場所

　半数以上の ART 施設が9割以上の割合で自宅採精をしていることがわかります。夫婦の都合を考えても自宅での採精メリットが大きいことがわかります。ただ、自宅採精が多ければ、通院先までの運搬時の注意も気になります。一般的には病院で渡される容器に採精してタオルなどの布で包んで運んでいるようです。オリジナル容器も望まれるところでしょう。

採精する場所は自宅、それとも病院 ？

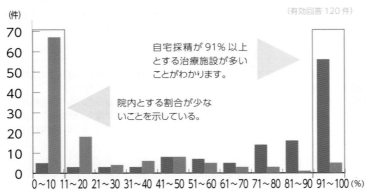

(有効回答 120 件)

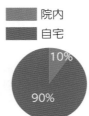

院内
自宅

自宅採精が91% 以上とする治療施設が多いことがわかります。

院内とする割合が少ないことを示している。

精子は卵子と比べ生存時間が長く、自宅で採取して妻が通院先に持って行くことで十分なようです。

採卵当日の採精は院内を推奨している ？

(有効回答 122 件)

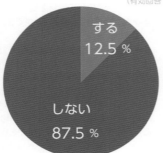

する
12.5 %

しない
87.5 %

採卵当日の採精は、検査のためではなく受精するためになります。そのため採精もよりフレッシュなものをと考えて院内採精を勧めている治療施設もありますが、自宅採精でも温度変化に気をつければ十分な鮮度を保つこともでき、問題ありません。また新型コロナウイルス感染症の影響もあり院内よりも自宅での採精を勧める傾向があるようです。

グラフ 3-1　採精場所

3-2　精子回収術として実施しているもの

　不妊原因の半分は男性にあります。精液検査などさまざまな検査から男性不妊と診断され、特別な精子回収術を必要とするケースもあります。その手術として TESE や MD-TESE は重要なものですが、全ての ART 施設が実施しているわけではありません。それら実施状況では、回答 77 施設中、77%（59 件）で TESE を実施、65%（50 件）が MD-TESE を実施していることがわかりました。16%（12 件）のその他には、MESA、PESA、凍結 TESE などがありました。

男性不妊症の対応（精子回収術）で実施しているのは ？

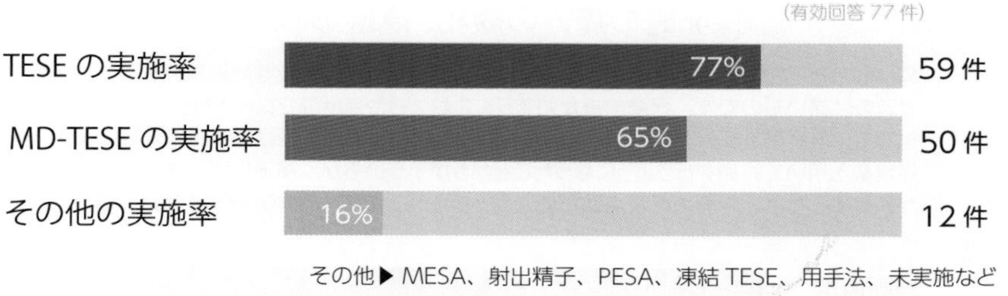

（有効回答 77 件）

TESE の実施率	77%	59 件
MD-TESE の実施率	65%	50 件
その他の実施率	16%	12 件

その他 ▶ MESA、射出精子、PESA、凍結 TESE、用手法、未実施など

グラフ 3-2　精子回収術として実施しているもの

3-3　精子回収術の実施場所

　回収場所としては、103 回答中、自院が 32%（33 件）、連携施設が 60%（62 件）、8%（8 件）が両方との結果でした。

精子回収術の実施場所は自院、それとも連携先 ？

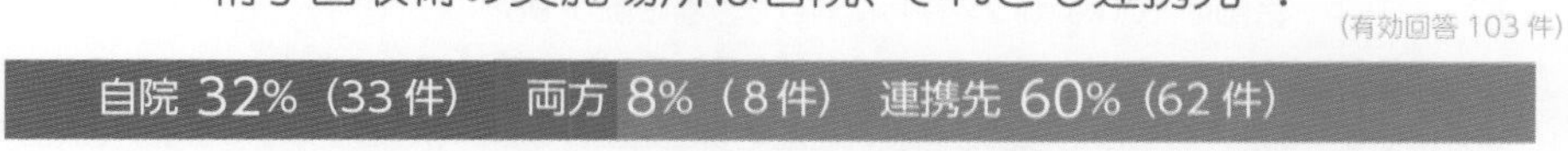

（有効回答 103 件）

自院 32%（33 件）	両方 8%（8 件）	連携先 60%（62 件）

　TESE や MD-TESE などの精子回収術を連携先で行った場合、採取された組織を培養液内で細かく切り、その中から精子を探して、用いた培養液ごと凍結して自院へ運びます。遠方の場合は、患者さんが運んだり、業者に委託したりしますが、連携先が近い場合は、自院の胚培養士が連携先で組織を扱い、凍結することもあるようです。自院と連携先の両方で行っている治療施設は、MD-TESE を連携先に委託しているケースが多いようです。

グラフ 3-3　精子回収術の実施場所

STAGE 04 採卵について

採卵については、採卵までの治療方法（誘発方法や使用薬剤など）が大いに関係するところですが、ここでは患者さんにとって心配でもある痛みに対して、麻酔の状況や採卵時のスタッフ、採卵後の休憩時間について調べました。

4-1 採卵時の麻酔

麻酔に関しては、無麻酔、局所麻酔、静脈麻酔での選択で聞いたところ、回答113件のうち、静脈麻酔が113件（100%）、局所麻酔が68件（60%）、無麻酔が39件（35%）でした。

無麻酔も35%のART施設で実施があることから、麻酔に関しては採卵時の卵胞数や採卵針の太さとの関係、患者さん個々の痛みに対する恐怖感などの情報とその整理も必要に思えます。

採卵時の痛みの緩和、麻酔の様子は？

細い針であっても、たとえそれが1回でも針で刺されるのは痛いものです。保険診療が始まり、これまで主に無麻酔で採卵を行っていた治療施設も静脈麻酔を用いて採卵を行うようになったことがうかがえます。ただ、麻酔の保険点数が低いことから

管理の大変な静脈麻酔を避け、実際には局所麻酔や無麻酔で採卵を行うケースもあり、また麻酔に関しては予想される採卵個数によって静脈麻酔を用いるが、痛みに弱いからなどの患者の希望には添えないとする治療施設もあるようです。

（有効回答113件）

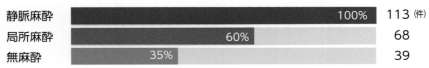

静脈麻酔	100%	113 (件)
局所麻酔	60%	68
無麻酔	35%	39

グラフ 4-1　採卵時の麻酔

4-2 採卵時のスタッフ

採卵時のスタッフについては、医師がいるのは当然ですが、どのようなメンバーで行われるのでしょう。122回答中、医師は100%（122件）に対して、看護師が98%（120件）、胚培養士が90%、（110件）麻酔医が6%（7件）でその他が9%（11件）でした。看護師も培養士も100%でないというのは気になりますが、おおかた医師と看護師と胚培養士とで行っていることがわかります。したがって平均では3〜4人以上ということになるでしょう。

胚培養士は採卵後すぐに検卵作業を行います。

その他には、麻酔科専門医取得医師、助手、看護助手、メディカルアシスタント、臨床検査技師、麻酔専従医師が記載されていました。

採卵時のスタッフは？

（有効回答 122 件）

医師	100%	122 (件)
看護師	98%	120
胚培養士	90%	110
麻酔医	6%	7
その他	9%	11

その他 ▶ 麻酔科専門医取得医師、麻酔科専従
医、助手、看護助手、メディカルアシスタント、
臨床検査技師

グラフ 4-2 採卵時のスタッフ

4-3 採卵後の休憩時間

　採卵後には安静時間があります。そのため ART 施設には、安静室がありますが安静時間は患者さん個々の容体や麻酔の方法によっても違います。経過に問題がない限り、安静時間は無麻酔の場合なら10 ～ 20 分と短く、局所麻酔であれば1時間、静脈麻酔の場合は2時間と言われることもありますが、長めに休むこともあるでしょう。回答状況から全体の平均をあえて探ってみると、100 分ほどとなります（麻酔の種類別に考える必要もあるでしょう）。

採卵後の休憩時間はどのくらい？

（有効回答 118 件）

採卵後の休憩時間

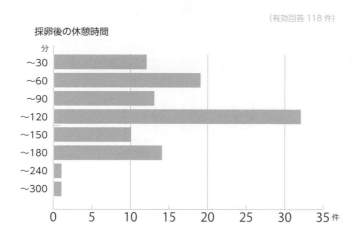

グラフ 4-3 採卵後の休憩時間

STAGE 05 培養室について

培養室は ART 施設にとっては要となる場所です。クリーンルームであるとともに胚にとっては生きる場所でもあります。そんな大切な培養室に関しては、取り組みやインキュベーター、スタッフ、凍結保存について調べました。

5-1 培養室の取り組み

始めに培養室にとって必要項目となるだろう項目にシステム的なことをプラスした8項目を例にあげ、チェックを入れてもらう質問を設けました。その8項目とは、①入室時の手洗い、②専用衣服・帽子・マスクの着用、③空調管理 、④インキュベーターなど培養機器の管理、⑤清掃や衛生、⑥作業マニュアルの記載 、⑦勉強会や検討会がある、⑧ミスが起きた時の対応はすぐにとれる。

結果、勉強会・検討会を除き、ほぼ 96%以上で全 ART 施設で実施していることが確認できました。

培養室の取り組みとして基本のことの実施状況は ？

総じて実施率は高く、なかでも衛生や清潔に関することは安心できます。しかし、実施率が高いと言っても「ミスが起きた時の対応はすぐにとれる」については、起こったミスの内容によっては、その対応をどのようにしているのか気になるところです。

胚の紛失や取り違えなどは、ダブルチェックやトリプルチェックなどをし、まずはミスが起こらないように作業をマニュアル化し、スキルを高めていくことが培養業務には大切になってきます。

（有効回答 122 件 ）

項目	実施率	件数
入室時の手洗い	99.2%	121 (件)
専用衣料等	99.2%	121
培養機器の管理	99.2%	121
清掃や衛生	99.2%	121
作業マニュアル	98.4%	120
空調管理	96.7%	118
ミスの対応	95.9%	117
勉強会・検討会	94.4%	103

 入室時の手洗い

 専用衣服・帽子・マスクの着用

空調管理

 インキュベーターなどの培養器の管理

 清掃や衛生

 作業マニュアル（更新含む）

 勉強会や検討会がある

 ミスが起きた時の対応はすぐにとれる

グラフ 5-1　培養室の取り組み

保有インキュベーター

インキュベーターには、集合型、個別型、タイムラプス型があります。タイムラプス型は、先進医療に含まれていますが、成績面での優位性についてはいろいろな評価があるようです。それぞれの保有状況を聞くと同時に、胚培養で一番使用しているタイプを聞きました。

結果、保有インキュベーターでは、121 回答中、集合型が 86%（104 件）、個別型が 63%（76 件）、タイムラプス型が 54%（65 件）でした。しかし、一番稼働しているインキュベーターでは、回答 108 件中、タイムラプス型が 48%（52 件）で一番多く、個別型が 28%（30 件）、集合型が 24%（26 件）でした。

保有している培養器・インキュベーターの種類は？

集合型、個別型、タイムラプス型のインキュベーターでは、集合型が多いことがわかります。
では、実際に胚培養に用いているインキュベーターはというと、個別型やタイムラプス型を主に用いている治療施設が多くなってきました。集合型で胚培養をしている治療施設もありますが、集合型は培養液の作成、平衡や精子調整（マイクロ流体技術を用いた精子選別：ZyMōt／先進医療）などで用いることもあります。

（有効回答 121 件）

集合型	86%	104 (件)
個別型	63%	76
タイムラプス型	54%	65

一番稼働している培養器・インキュベーターは？

タイムラプス型インキュベーターの稼働率が一番高いことが確認できました。タイムラプス型インキュベーターの保有率は上のグラフでもわかるように、全体の半数ほどで、3タイプの中では一番少数です。この結果からは、今後さらにタイムラプス型が増えていくのではないかと考えられます。

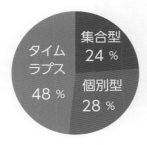

集合型 24 %
個別型 28 %
タイムラプス 48 %

胚の成長する環境

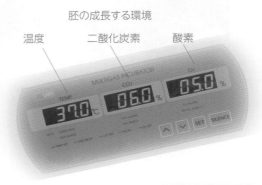

温度　二酸化炭素　酸素

グラフ 5-2　保有インキュベーター

5-3 培養室スタッフ

　培養室スタッフについては、専任培養士、兼任培養士、補助スタッフ、その他を人数で聞いたところ、120回答があり、平均では、専任培養士8名、兼任培養士1.6名、補助スタッフ2名の結果でした。ミスのないよう補助スタッフが参加してダブルチェックをする姿勢が普及しているようにも思えますが、実は兼任培養士と補助スタッフに関しては0と回答しているART施設も多く、培養室の在り方はART施設間で違いがあることがわかります。

培養士さんって不妊治療・生殖医療医院に何人いるの ？

(有効回答120件)

平均	平均	平均
8.0人	**1.6**人	**2.1**人
専任培養士	兼任培養士	補助スタッフ

補助スタッフ▼
事務員、情報担当

最多	最少	最多	最少	最多	最少
28人	1人	17人	0人	18人	0人

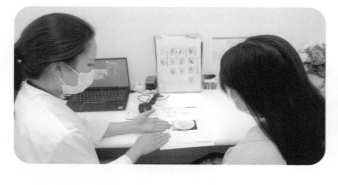

採卵された卵子や受精の状態、移植胚に関する説明を胚培養士が行う治療施設もあります。直接、胚培養をしてきた胚培養士から説明を受けることで、より専門的なことを知ることができるでしょう。

グラフ 5-3 培養室スタッフ

凍結保存について、実施しているものと延長の連絡方法

　凍結保存については、実施しているものと延長の連絡方法を聞きました。凍結技術の進歩により、胚だけでなく、卵子、精子なども ART 施設で凍結保存されるようになっています。実施状況を調べたところ、回答 122 件中、胚は 100%（122 件）、精子は 93%（114 件）、卵子は 57%（69 件）、その他が 7%（9件）でした。その他には卵巣、卵巣組織、精巣、SEET 液がありました。精子の凍結が多いのに技術進歩を感じます。

　延長の連絡方法に関しては、回答 119 件中、はがきが 37%（44 件）で一番多く、続いて 34%（41 件）で電話、そしてメールの 22%（26 件）でした。その他は最も多く 48%（57 件）でした。その他には、外来、郵便封書、面談、自己管理、手紙、なし、などの記載がありました。

胚、精子、卵子、凍結保存の実施状況は？

（有効回答 122 件）

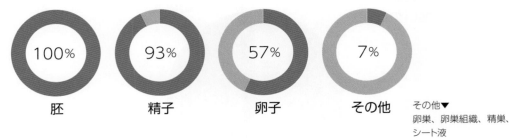

100%	93%	57%	7%
胚	精子	卵子	その他

その他▶
卵巣、卵巣組織、精巣、シート液

凍結保存時、延長の連絡はどのように？

（有効回答 119 件）

はがき	37%	44 (件)
電　話	34%	41
メール	22%	26
その他	48%	57

その他▶ 外来にて、封書、レターパック、面談、自己申告、凍結時点で期限日と延長方法を案内している、保険が開始したので連絡はしない予定、連絡方法は特になし

グラフ 5-4　凍結保存について、実施しているものと延長の連絡方法

胚移植について

　胚移植は最も期待が膨らむ時です。移植にあたっては、胚の評価が先行し、グレードの高いものから移植されます。そして、移植方法では、凍結融解胚移植が多いことがわかっています。子宮の環境を整えてから融解胚移植できるメリットがあるからでしょう。ここでは、移植胚の種類と、黄体管理法、移植胚の選択について、そしてどこまでのグレード胚が移植対象かをお聞きしました。

6-1 移植胚（新鮮胚、凍結胚、初期胚、胚盤胞）の割合

　移植胚には、新鮮胚と凍結胚があり、それぞれ分割胚と胚盤胞があります。118 回答中、その割合は、新鮮胚と凍結胚が 10％と 90％で、新鮮胚の 10％の中で分割胚と胚盤胞が 6％と 4％、凍結胚の 90％の中で分割胚と胚盤胞が 12％と 78％でした。

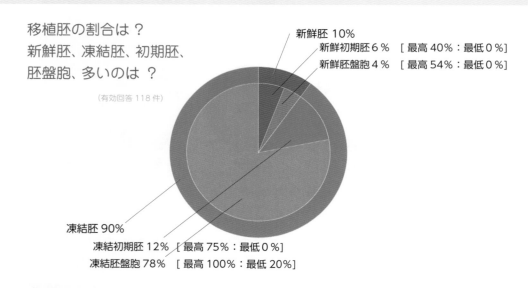

移植胚の割合は？
新鮮胚、凍結胚、初期胚、
胚盤胞、多いのは？

(有効回答 118 件)

新鮮胚 10％
新鮮初期胚 6％　［最高 40％：最低 0 ％］
新鮮胚盤胞 4％　［最高 54％：最低 0 ％］

凍結胚 90％
凍結初期胚 12％　［最高 75％：最低 0 ％］
凍結胚盤胞 78％　［最高 100％：最低 20％］

グラフ 6-1　移植胚（新鮮胚、凍結胚、初期胚、胚盤胞）の割合

6-2 黄体管理の方法

　移植後の黄体管理については、腟剤、服薬、貼付、注射で実施状況を調べました。結果、115 件の回答中、腟剤が 97％（111 件）、服薬が 72％（83 件）、貼付が 54％（62 件）、注射が 40％（46 件）でした。

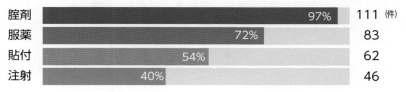

黄体管理の方法、薬の種類は ？

（有効回答 115 件）

腔剤	97%	111 (件)
服薬	72%	83
貼付	54%	62
注射	40%	46

グラフ 6-2 黄体管理の方法

6-3 移植胚の選択について

　移植胚の選択に関しては、回答 122 件中、95%（116 件）でグレードの高いものからとしていますが、25%（31 件）で低いグレードでも移植するとの回答があり、その他が 7%（9 件）ありました。その他には、患者さんの希望や決定、相談、医師が総合的に判断、当院独自の分類が記されていました。

移植胚の選択はどうしてる？

（有効回答 122 件）

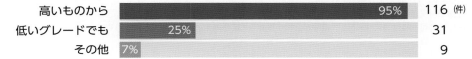

高いものから	95%	116 (件)
低いグレードでも	25%	31
その他	7%	9

グラフ 6-3 移植胚の選択について

6-4 どこまでのグレード胚が対象か？

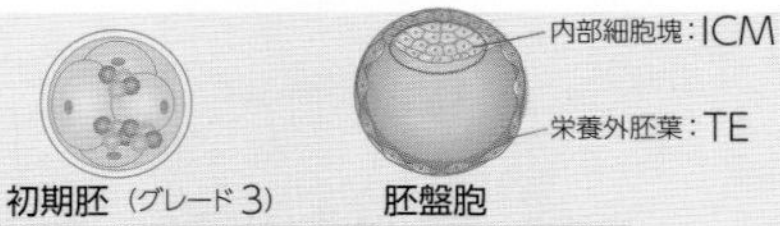

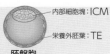

内部細胞塊：ICM
栄養外胚葉：TE

初期胚（グレード 3）　　胚盤胞

　目安として聞いた結果、初期胚のグレード評価では、回答 107 件の平均は3以上でした。胚盤胞では、回答 113 件中の平均がクラス3以上で、ICM は 114 回答中A以上が1件、B 以上が 49 件、C 以上が 64 件でした。TE は 114 回答中A以上が1件、B 以上が 46 件、C 以上が 67 件でした。

　例えば、3CC は対象外、3CA は対象、3AC も対象です。

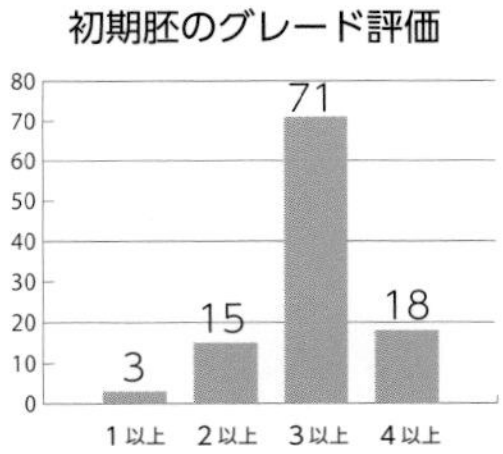

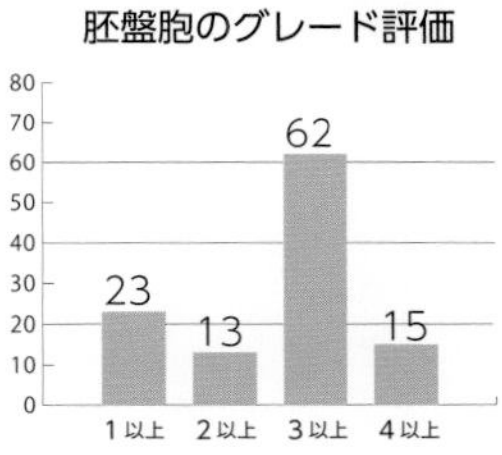

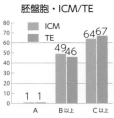

初期胚のグレード評価

胚盤胞のグレード評価

胚盤胞・ICM/TE

胚盤胞の評価に寄せられたコメントには、CC を対象外とする。ICM と TE のどちらかに C があっても、もう片方が A であれば対象とする。という回答が多かったです。また、移植対象胚が少なかった場合は、C を含む胚を凍結する施設もありました。

31

妊娠について
STAGE 07

妊娠については、生化学的妊娠や異所性妊娠などもあるため判定がしっかりしていることが大切です。一般的には4週後半に胎嚢確認ができ、妊娠6週ごろに赤ちゃんの心拍が確認できれば一安心でしょう。妊娠判定の目安は各ART施設、どのように判断しているのでしょう?

そして、妊娠が確定した場合、分娩施設への紹介状はしっかり書いているのでしょうか? 患者さん任せなのでしょうか?

7-1 妊娠判定の目安について

妊娠判定の目安については、胎嚢確認でしているのか、回答122件中、4週が96件で5週が20件とこの（臨床妊娠がわかる）時期にほぼ集中しています。7週、8週がそれぞれ1件ずつで、3週（生化学的妊娠がわかる）が3件、2週が1件でした。この違いは何か? それを知ることも大事かもしれません。

妊娠判定の目安はいつ ? 胎嚢確認 ? 心拍確認 ?

妊娠5週くらいで、胎嚢確認ができれば臨床妊娠となります。さらに心拍が確認できるようになるのは妊娠6〜7週になります。心拍確認ができれば妊娠継続の可能性は高まりますが、結果からわかるように4〜5週が最も多くありました。妊娠判定については、いつどのようにするかで妊娠率の差も出ること、流産率にも影響が出ることから、的確な判定基準も必要視されているようです。

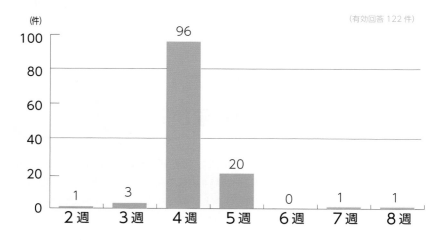

（有効回答 122 件）

グラフ 7-1 妊娠判定の目安について

7-2 分娩施設への紹介状について

　紹介状については、有効回答が116件で、そのうちの93件が91～100%書いているとのことですから、出産する分娩施設への紹介はほとんど書いているようです。しっかり連携も取れていれば予後の情報共有もできることでしょう。

妊娠した時、分娩施設への紹介状は書いてますか？

　過去のアンケートでは、紹介状に関しての実施率に治療施設間での差がありましたが、今回のアンケートの回答では、ひと目で実施率が高いことがわかりました。産科への連携や、小児科との連携、そして豊かな子育て支援や教育が受けられることが大切です。不妊治療をしなくてもしても出産は同じもの。連携がしっかり取れていて、妊娠後の分娩施設の紹介もあれば、患者さんもより安心です。

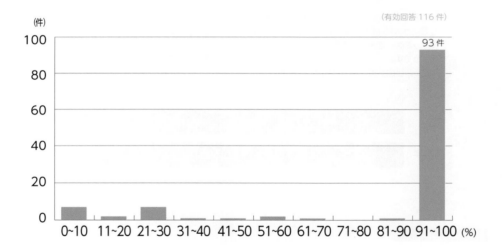

(有効回答116件)

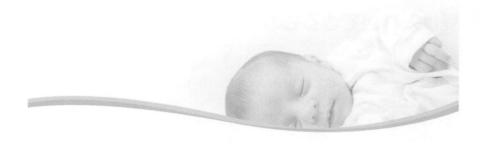

グラフ 7-2　分娩施設への紹介状について

転院時の移送について

　不妊治療をしていて、凍結胚があるのに転院を余儀なくされる場合があります。その場合、凍結胚、凍結精子、それらは移送できるのでしょうか？ また、移送先で受け入れは大丈夫なのでしょうか。双方の方法についてお聞きしました。

8-1 移送ができるもの

　凍結胚と凍結精子について、転院時に移送できるとする回答は 122 回答中、胚が 101 件（83％）、精子が 84 件（69％）でした。胚の移送が可能とする施設は 83％ ですから、今までの様子から考えると増えている傾向にあるようです。

転院する時に胚や精子の移送はできますか ？

胚や精子は患者さんの大切なもので管理には治療施設の大事な技術が注がれているため、治療施設にとっては、できれば移動は避けたいとの思いがあるようです。
しかし、自由診療であれば問題はありませんが、保険診療では採卵から発育した胚は全て移植しないと新しい採卵周期に入れないため、今後は胚や精子の移送はより増えていくケースが出てくるでしょう。受け入れる側と移送方法も気になります。
2、3、に続きますので見ていきましょう。

（有効回答 122 件）

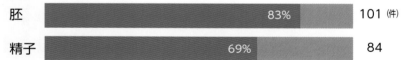

胚	83%	101 (件)
精子	69%	84

グラフ 8-1 　移送ができるもの

8-2 受け入れができるもの

　前問同様に凍結胚と凍結精子について、受け入れができるとする回答は、胚が 107 件（88％）、精子が 97 件（80％）でした。移送よりも受け入れの方がパーセンテージは高く、その理由としては、患者さんが減る立場と増える立場の違いもあるのかもしれません。また、保険診療では「どこでも同じ治療」という前提があるため、妊娠へのプレッシャーも和らぐことも理由にあるのかもしれません。

　男性不妊症での TESE、MD-TESE の場合であれば、移送後は受精作業があるため、それも数字に表れているのかもしれません。

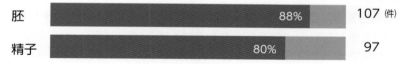

転院する時に胚や精子の受け入れはできますか？

送り出す側と受け入れる側、どちらが気を遣うか、リスクを伴うかの判断にもなるかと思いますが、受け入れる方が若干気遣いが和らぐのかもしれませ

ん。その結果が前問よりも多い数字に出ているようです。

（有効回答 122 件）

胚	88%	107 (件)
精子	80%	97

グラフ 8-2 受け入れができるもの

8-3 移送する方法

　方法については回答 122 件中、患者自身とするところが 84 件（69%）、移送業者とするところが 89 施設（73%）でした。

実際に移送する場合、業者さんが移送してくれるの？
それとも患者さんが自分で行うの？

移送に関しては、移送業者によるトラブルが起きないよう信頼できる業者選びも必要です。
移送に関しては、通院先の医療機関で信頼できる移送システムが確立していると思われがちですが、

個人責任で、個人での業者選びになるケースも今回の結果から多いことがわかります。
その辺は気になるところです。

（有効回答 122 件）

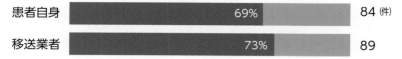

患者自身	69%	84 (件)
移送業者	73%	89

以前はよく、ART 施設間の技術差などもあり、受け入れを断るケースもあったようですが、凍結技術の進歩と安定化によって移送への信頼が高まってきているようです。基本的に保険診療では、採卵した卵子から発育した移植可能な胚は、全て移植しなくてはなりません。そのため、胚の移送をしないと移植に保険が適用されず、凍結胚を残したまま転院したのでは、新たに始めた採卵は自由診療になるとの理由が大きいことでしょう。

ただ、業者とする回答と患者自身とする回答には差がなく、患者個人で業者委託した場合などにトラブルの発生はないものか、システム的なことや取り扱う企業情報なども知りたいところです。

実際に、患者さんが自分の手で運ぶケースもあるようです。

胚の移送に関しては、運搬方法も含めて治療施設と相談しましょう。

グラフ 8-3 移送する方法

保険診療の対象から外れる
患者さんについて

　治療では、一般不妊治療を続けるケースが多いのか、自由診療で体外受精を続けるケースが多いのか、あるいは治療を辞めるケースが多いのか、それらをその他のケースも聞きながら確認しました。

　結果、120 回答中、自由診療で体外受精を続けるケースが多いが 90 件（75%）、治療を辞めるが 23 件（19%）、一般不妊治療を続けるが 19 件（16%）、その他が 7 件（6%）でした。その他には、「まだ分かりません」「状況に応じて」「まだ治療中に外れたことがない」「一般不妊治療と体外受精をする」「まだ保険の上限に達した人が少数なのでこれからかと思います」の記載がありました。

　保険診療から外れる患者さんが、自由診療での体外受精を続けているケースが多いこともわかりました。アンケート調査は全国対象ですが、地方などでは助成金が使える地域が増えてきていることも理由にあるようです。

保険診療の対象から外れる患者さんはどうしていますか ？

(有効回答 120 件)

自由診療で体外受精を続ける	75%	90 (件)
治療を辞める	19%	23
一般不妊治療を続ける場合が多い	16%	19
その他	6%	7

その他▶ まだわかりません、状況に応じて、まだ治療中に外れたことがない、同じくらいの割合、
一般不妊治療と体外受精をする、まだ保険の上限に達した人が少ないためこれからかと思います

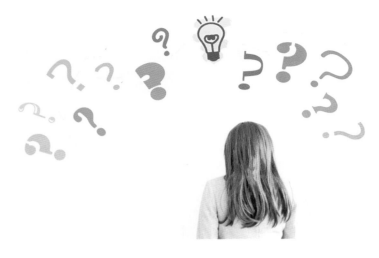

グラフ 9-1　　保険診療の対象から外れる患者さんについて

取り扱いのある診療について
（先進医療項目他）

　以下の先進医療項目含めた診療の中で実施のあるものを各 ART 施設に伺いました。

　これらの診療は、患者さんが受けたいと希望しても全 ART 施設で実施しているものではありません。保険診療で不妊治療を受けながら受けることができるものやできる治療施設、そして自由診療で受けられる施設など違いが生じることも知っておきましょう。

　診療項目は、1、PICSI　2、IMSI　3、タイムラプス　4、ERA　5、ERPeak　6、EMMA ／ ALICE　7、子宮内フローラ検査　8、子宮内膜スクラッチ　9、SEET 法　10、二段階移植法　11、タクロリムス投与療法　12、PGT　13、PRP　14、不育症検査　15、不育症治療 、16、その他 の項目。（それぞれの説明は 40 ページを参照）

　結果は、回答 120ART 施設中、多い順に不育症検査の 100％、ERA 検査の 84％、EMMA /ALICE 検査の 81％、二段階移植法の 79％、不育症治療の 73％、SEET 法の 73％、タイムラプスの 68％、子宮内フローラの 62％、子宮内膜スクラッチの 59％、PGT の 55％、タクロリムス投与療法の 47％、PICSI の 46％、PRP の 44％、ERPeak の 28％、IMSI の 26％、その他の 13％でした。

取り扱いのある診療項目はどれですか ？

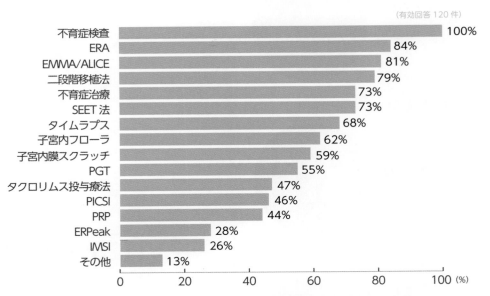

（有効回答 120 件）

その他 ▶ 子宮鏡検査及び手術、LLL 低周波レーザー、PFC-FD、G-CSF 療法、TESE、リンパ球子宮内注入、メトキルシン療法、AGE 低下療法、PBMC、SL-ICSI、漢方

グラフ 10-1　取り扱いのある診療について

最後に

　最後に、保険適用後の患者増減、売り上げ、複数胚移植の希望などの増減をお聞きしたところ、以下の結果でした。

　① 保険適用後の患者増減について、回答 118 件中、「増えた」が 65%（77 件）、「減った」7%（8 件）、「変わらない」28%（33 件）でした。

　② 保険適用後の売上げについては、113 回答中、「増えた」が 33%（37 件）、「減った」29%（33 件）、「変わらない」38%（43 件）でした。

　③ 保険適用後の複数胚移植の希望は、回答 117 件中、「増えていると感じている」が 17%（20 件）、「変わらないと感じている」6%（7 件）、「減ったと感じている」77%（90 件）でした。このことから、保険適用後の患者増減に関しては、（回答のあった）全 ART 施設の半数以上が増えているとしながらも、売り上げに関しては、増えたと減ったが同数に近く、また変わらないも 38% と三分の一の値に近いことから、大きく増収に結びついた傾向はなく、患者さんが増えた割には利益に結びつかない状況のようにも見えます。

　保険適用後の複数胚移植の希望に関しては、回答 117 件中、減ったが 77%（90 件）ですから多胎の発生は減少方向に動く事が予想されます。

❶ 保険適用後に患者さんは増えましたか？

（有効回答 118 件）

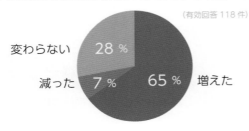

変わらない 28 %
減った 7 %
65 % 増えた

❷ 保険適用後に収益は増えましたか？

（有効回答 113 件）

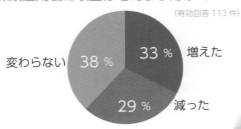

変わらない 38 %
33 % 増えた
29 % 減った

❸ 複数胚移植の希望は？

（有効回答 117 件）

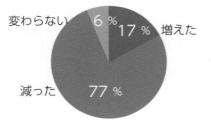

変わらない 6 %
17 % 増えた
減った 77 %

不妊治療・体外受精の保険診療が始まって 1 年。色々なことが見えてきたり、まだまだこれから見えてくることもあるでしょう。改善点も出てくるかもしれません。それが患者さんの利益や豊かさ、そして治療を行う医療機関の発展に繋がることを願います。

グラフ 11　　最後に

回答施設のみなさま

操レディスホスピタル	丸田病院	井上レディースクリニック
いちかわクリニック	竹林ウィメンズクリニック	愛育レディーズクリニック
いながきレディースクリニック	新百合ヶ丘総合病院	レディースクリニック北浜
国分寺ウーマンズクリニック	メディカルパーク横浜	日吉台レディースクリニック
エフ.クリニック	津田沼 IVF クリニック	フェニックスアートクリニック
長岡レディースクリニック	千葉メディカルセンター	空の森 KYUSHU
西村ウィメンズクリニック	明大前アートクリニック	森産科婦人科病院
上条女性クリニック	永井マザーズホスピタル	レディース& ART クリニック サンタクルス
八重垣レディースクリニック	岩端医院	ザ ニシキタ
済生会新潟病院	リプロダクションクリニック大阪	中原クリニック
さっぽろ ART クリニックn 24	ロイヤルベルクリニック	うつのみやレディースクリニック
東邦大学医療センター佐倉病院	山王病院	札幌医科大学附属病院
いまいウィメンズクリニック	IDA クリニック	ウイメンズクリニック神野
山口レディースクリニック	そうクリニック	Natural ARTClinic 日本橋
表参道 ART クリニック	手稲渓仁会病院	那須赤十字病院
国立国際医療研究センター病院	かぬき岩端医院	自治医科大学附属病院
神田ウイメンズクリニック	絹谷産婦人科	奥村レディースクリニック
ソフィアレディスクリニック	金沢たまごクリニック	西川婦人科内科クリニック
島根病院	ときわ台レディースクリニック	おおたかの森 ART クリニック
髙橋産婦人科	仙台 ART クリニック	兵庫医科大学病院
三軒茶屋ウィメンズクリニック	吉澤産婦人科医院	花みずきウィメンズクリニック吉祥寺
西垣 ART クリニック	佐久平エンゼルクリニック	アイブイエフ詠田クリニック
松波総合病院	三宅医院	Koba レディースクリニック
福田ウイメンズクリニック	海老名レディースクリニック	松田ウイメンズクリニック
東京女子医科大学病院	福田病院	パークシティ吉田レディースクリニック
日本医科大学付属病院	みのうらレディースクリニック	内田クリニック
芝公園かみやまクリニック	ふたばクリニック	神奈川レディースクリニック
渡辺産婦人科	谷口病院	よつばウィメンズクリニック
産婦人科クリニックさくら	成田産婦人科	鈴木レディスホスピタル
東邦大学医療センター大森病院	岡山大学病院	新橋夢クリニック
レディスクリニックコスモス	ウィメンズクリニックふじみ野	レディースクリニック Taya
高木病院	滋賀医科大学医学部附属病院	田村秀子婦人科医院
リプロダクション浮田クリニック	セントマザー産婦人科医院	金山レディースクリニック
無記名医院	馬車道レディスクリニック	可世木レディスクリニック
東京衛生アドベンチスト病院附属 めぐみクリニック	福岡山王病院	まるたARTクリニック
うえむら病院リプロダクティブセンター	神戸 ART クリニック	桜十字ウィメンズクリニック渋谷
レディスクリニックセントセシリア	アートクリニック産婦人科	ART クリニック白山
クリニックママ	ハートレディースクリニック	銀座レディースクリニック
済生会横浜市東部病院	醍醐渡辺クリニック	ミアグレースクリニック新潟
聖マリアンナ医科大学病院	東京大学医学部附属病院	清水産婦人科医院
富山県立中央病院	六本木レディースクリニック	アンケートにご協力いただいた体外受精
高橋ウィメンズクリニック	CM ポートクリニック	実施施設各位に心から御礼申し上げます。

　締切までに回答のあった ART 施設は、122件。大学病院系が10件、病院系が19件、クリニック（医院）が92件、無記名が1件でした。都道府県では、北海道・4件、青森県・2件、宮城県・1件、福島県・2件、栃木県・2 群馬県・2件、埼玉県・2件、千葉県・8件、東京都・23件、神奈川県・12件、新潟県・4件、富山県・1　件、石川県・2件、長野県・2件、岐阜県・4件、静岡県・5件、愛知県・8件、三重県・1件、滋賀県・3件、京都府・3件、大阪府・4件、兵庫県・5件、和歌山県・2件、島根県・3件、岡山県・2件、広島県・1件、香川県・1件、愛媛県・1件、高知県・1件、福岡県・5件、熊本県・1件、宮崎県・2件、鹿児島県・1件、沖縄県・1件、の合計・121件。岩手、山形、秋田（期限後着1件）、茨城、福井、山梨、奈良、鳥取、山口、徳島、佐賀、長崎、大分の13県の施設からは回答がありませんでした。

39

ART 施設 紹介編

治療に臨んでいくための参考として、ぜひご覧ください

ART CLINIC

P.45 10 項目目の「取り扱いのある診療について」の診療項目説明

● **PICSI**（ヒアルロン酸を用いた生理学的精子選択術）
胚移植後に反復して流産を認めたもの、あるいは奇形精子を伴うものに対し、ヒアルロン酸と結合している精子を選別して ICSI に用いる

● **IMSI**（強拡大顕微鏡を用いた形態学的精子選択術）
1 回以上の体外授精を実施しても受精卵や移植可能胚を得られず、性状不良精液（精子）所見　A) 精子濃度：1mL あたりの精子数 3000 万未満、B) 運動率：40% 未満、C) クルーガーテスト：正常形態精子率 3% 未満、D) 精子 DNA 断片化：30%以上のうち、2 つ以上を満たしており、顕微授精の実施が必要と判断されたものに対し、強拡大顕微鏡を用いて精子を選択する

● **タイムラプス**（タイムラプス撮像法による受精卵・胚培養）
胚移植を必要とし、胚培養を行うときに、培養器に内蔵されたカメラで培養中の胚を一定間隔で撮影し、培養器から取り出すことなく培養し、評価ができる

● **ERA**（子宮内膜受容能検査1）
これまで反復して着床・妊娠に至らないものに対し、子宮内膜が胚の着床に適した時期を調べる検査

● **ERPeak**（子宮内膜受容期検査2）
これまで反復して着床・妊娠に至らないものに対し、子宮内膜が胚の着床に適した時期を調べる検査

● **EMMA ／ ALICE**（子宮内細菌叢検査1）
これまで反復して着床・妊娠に至らない慢性子宮内膜炎の疑いのあるものに対し、その菌の特定と子宮内の細菌叢の状態を調べる検査

● **子宮内フローラ検査**（子宮内細菌叢検査2）
これまで反復して着床・妊娠に至らない患者のうち、慢性子宮内膜炎が疑われるもの、または難治性細菌性腟症を調べる検査

● **子宮内膜スクラッチ**（子宮内膜擦過術）
これまで反復して着床・妊娠に至らないものに対し、子宮内膜にわずかな傷をつけ、内膜の修復を促し、着床に適した環境に整える

● **SEET 法**（子宮内膜刺激術）
過去の体外受精治療において、何度か移植したものの着床または妊娠に至っていない場合などで、移植予定の2日前に胚培養中の培養液を子宮内に注入し、着床環境を整える効果を期待し、胚盤胞まで育った胚を移植する方法

● **二段階胚移植法**（二段階胚移植術）
受精後 2 ～ 3 日目の胚（初期胚）と 5 ～ 6 日目の胚（胚盤胞）を、一回の移植周期に移植日をずらして移植する方法。SEET 法と同様に、胚の代謝産物が子宮内膜を整えて着床率を上げることを期待した移植方法

● **タクロリムス投与療法**（反復着床不全に対する投薬）
着床不全に対する免疫抑制薬を用いた治療。胚は精子と卵子から成る細胞で、母体側からすると半分は非自己となり、異物と捉えられ攻撃されてしまうことがあるため、攻撃する細胞が多い場合はタクロリムスという薬剤を利用し、免疫のバランスを整えた上で移植を行う

● **PGT**（着床前遺伝学的検査）
体外受精で得られた胚盤胞の染色体を網羅的に調べる検査。体外受精胚移植の不成功の経験がある、流産を繰り返すなどのカップルを対象に、日本産科婦人科学会による認定を受けた病院、クリニックで受けることができる。検査で問題のない胚を移植することで、流産を減らし、移植あたりの妊娠の可能性を高めることが期待される

● **PRP**（多血小板血漿）
再生医療のひとつで、患者さん本人の血液から抽出した高濃度の血小板を子宮内や卵巣に注入する方法。体外受精において、何度も良好な胚を移植しているにも関わらず、なかなか妊娠しない人などを対象に、子宮を着床しやすい環境に整える効果がある子宮内注入法と、卵巣機能の低下からなかなか卵胞が発育しない人などを対象にした卵巣注入法がある

● **不育症検査**
妊娠はするけれども、流産、死産などを 2 回以上経験する場合を不育症といい、妊娠が継続できないリスク因子の有無を調べ、次回の妊娠に備える。リスク因子には、血液凝固異常や免疫異常などがある

● **不育症治療**
不育症検査でリスク因子が見つかった場合、それに応じた治療を多くの場合は妊娠してから、または妊娠の可能性があるときから開始しますが、甲状腺の問題や糖尿病などの場合は妊娠前の治療も重要となる

● **その他**（凡例以外の診療がある場合）

アンケート回答からピックアップ紹介

安心して治療に臨んでいただくためにも、ぜひご覧ください

　今回、特別アンケートで回答のあった施設から、詳しく情報を公開いただける 13 施設をご紹介いたします。各クリニックの詳細データを見ていくうちに、それぞれどのようなクリニックかを皆さんもよく知ることができるでしょう。そして、不妊治療・体外受精がどのようなものかも知識として身につくことでしょう。

　今回は保険診療元年のこと、不妊治療の世界が大きく変わりつつ、今までの細やかな自由診療の継続も併せて、今後豊かに進展していくことを願っています。皆様もぜひ、それぞれのクリニックの特徴から体外受精実施施設の様子をつかみ、自身の治療に役立ててください。

完全ガイドで徹底施設紹介 ／ 協賛施設　　※ 北から順の掲載

恵愛生殖医療医院 （埼玉）	峯レディースクリニック （東京）
西船橋こやまウィメンズクリニック （千葉）	明大前アートクリニック （東京）
神田ウイメンズクリニック （東京）	佐久平エンゼルクリニック （長野）
麻布モンテアールレディースクリニック （東京）	髙橋産婦人科 （岐阜）
クリニック ドゥ ランジュ （東京）	レディースクリニック北浜 （大阪）
木場公園クリニック （東京）	神戸 ART クリニック （兵庫）
torch clinic　（トーチクリニック ）（東京）	（注）紹介中、妊娠率に関しては胎嚢確認がベースとなっていますが、算出条件の詳しくは各治療施設で違いが生じることが考えられますこと、ご了承ください。p.17 の日本産科婦人科学会のデータなどを合わせて参考としてください。

埼玉県　和光市

恵愛生殖医療医院

保険診療はもちろん、自由診療でも丁寧な診療で高い妊娠率を目指しています。

　体外受精による不妊治療を経験した医師および看護師によって開設された不妊治療専門の施設です。その経験を生かし、患者目線で心のこもったやさしい治療を心がけ実践しています。また、生殖医療、内視鏡、周産期のすべての分野で専門医である院長の発展し続ける複合的な不妊治療に期待が寄せられています。

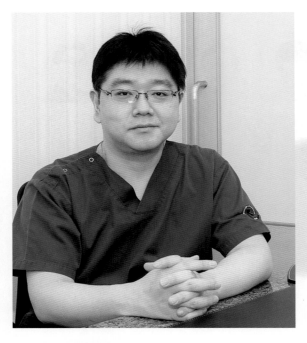

林 博 院長
Hiroshi Hayashi

1997年　　東京慈恵会医科大学卒業。同大学病院にて生殖医学に関する臨床および研究に携わる。
2011年4月　恵愛病院生殖医療センター開設。

生殖医療専門医・内視鏡技術認定医・周産期専門医の全てを持つ不妊治療のスペシャリストです。自ら体外受精・顕微授精や不育治療を経験しており、患者さま目線の治療を提供いたします。

［資格］
● 医学博士（2006年　東京慈恵会医科大学）
● 日本産科婦人科学会認定産婦人科専門医
● 日本生殖医学会認定生殖医療専門医
● 日本人類遺伝学会認定臨床遺伝専門医
● 日本周産期・新生児医学会周産期　（母体・胎児）専門医

TEL 048-485-1185

受付時間
午前　8：30～12：00
午後　14：30～18：00

診療時間

	月	火	水	木	金	土	日	祝祭
午前　8：30～12：00	○	○	○	○	○	○	—	—
午後　14：30～18：00	○	○	○	○	○	—	—	—

初診の患者様の受付は、午前11：30まで、午後16：30まで

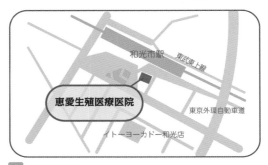

ADD 〒351-0114
埼玉県和光市本町 3-13 タウンコートエクセル3F
交通：東武東上線／東京メトロ有楽町線／副都心線
　　　和光市駅南口駅前　徒歩40秒

保険診療について

　原則保険診療で治療を行っています。保険適応が可能な治療方法は、治療効果が確実に認められた治療法のみと決まっているため治療の標準化が期待できます。また、患者さんのご負担も大きく減らすことができるようになりました。

　現状では体外受精の保険診療の割合は 90% となっています。もちろん、必要な場合には先進医療などの自費診療も積極的に行っています。

※初診時検査や不育症検査など一部の検査や治療は保険適応外 (自費診療) となることがございますので予めご了承ください。

一般不妊治療と ART 治療

　患者さんそれぞれの適応に沿った診療を行い、通院する患者さんは 60% が一般不妊治療で、ART は 40% という現状です。治療による妊娠の割合は、一般不妊治療 40%、ART（体外受精）は 60% です。割合からも妊娠率は ART のほうが高くなっています。しかし、赤ちゃんを授かる方法には、医学的な情報とともに夫婦ごとのライフスタイルや考え方、希望もあるため、一般不妊治療からしっかり診ていく姿勢を大切にしています。それが本来の不妊治療専門の施設と考えます。

培養と AI 技術

　培養室には AI（人工知能）搭載の最新のタイムラプス型インキュベーターがあり、すべての患者さんの胚の発育を観察、また質の判定をしています。AI 技術により、より良い胚が判定できるようになり、胚移植当たりの妊娠率の向上も期待しています。また、胚凍結をロボット技術によって自動で行う機器を導入することで、人為的なミスの防止ほか、常に安定した胚凍結を実現し、培養室を安全に保つことも可能になりました。

　これからも、より安全で安心できる治療体制を常に考え整えて行きたいと思っています。

高度で複合的な不妊治療・不育治療を提供

　院長医師は生殖医療専門医、内視鏡技術認定医、周産期専門医を持つ不妊治療のスペシャリストです。その専門性を発揮して、一人ひとりの患者さんに赤ちゃんが授かるための医療として何が必要かを見極めていきたいと考えています。

　排卵誘発法は、PPOS 法を主体とした高刺激が中心ですが、負担が少ない低刺激法も 30% 以上の実施があり、他の治療周期方法もケースバイケースで取り入れています。通院負担の軽減なども考え、注射は原則自己注射で、採卵手術までの通院回数は3回程度としています。

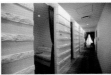
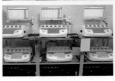
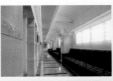
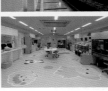
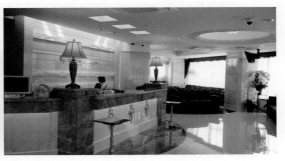

| 主な連携・紹介施設など | 妊婦健診・分娩施設／恵愛病院、愛和病院、国立病院機構埼玉病院、埼玉医科大学総合医療センター など
婦人科検査・外科／国立病院機構埼玉病院、東京慈恵会医科大学附属病院、獨協医科大学埼玉医療センター、埼玉医科大学総合医療センター など | 内科系疾患／国立病院機構埼玉病院、東京慈恵会医科大学附属病院、獨協医科大学埼玉医療センター、埼玉医科大学総合医療センター など
助成金行政窓口／お住まいの地域の役所・保健所 |

体外受精の診療実績

スタッフ

医師	看護師	胚培養士	検査技師	相談スタッフ	事務
8人	7人	7人	0人	2人	5人

01 治療の状況

統計期間：2022年1月～2022年12月

保険診療での治療の割合
- 体外受精 **40%**
- 一般不妊治療 **60%**

移植胚の割合
- ICSI 新鮮胚 **5%**
- IVF 新鮮胚 **10%**
- 凍結融解胚 **85%**

体外受精の治療における保険診療と自由診療の割合
- 自由診療 **10%**
- 保険診療 **90%**

ART 患者さんの年齢割合
- ～29歳 **6%**
- 30～34歳 **24%**
- 35～39歳 **35%**
- 40～42歳 **20%**
- 43歳以上 **15%**

保険診療、自由診療別 ART 臨床妊娠率
- 保険診療 移植あたり **35%**
- 自由診療 移植あたり **25%**
- 前年度の臨床妊娠率 **27.8%**

今までの治療実績
体外受精周期	出産数	最高齢出産
21,299 件	3,089 人	46 歳

実施している受精方法
- ☑ c-IVF
- ☑ ICSI
- ☑ スプリットICSI
- ☐ レスキューICSI
- ☐ IMSI
- ☑ PICSI
- ☐ SL-ICSI
- ☑ PIEZO

当院で体外受精の原因で多いもの
- 人工授精後不成功
- 男性不妊症
- 子宮内膜症

c-IVF（通常媒精）、ICSI（顕微授精）、スプリット ICSI（複数卵採卵出来た際、c-IVF と ICSI のどちらの媒精も行う方法）、レスキュー ICSI（c-IVF 後に未受精と判断した卵子に対する顕微授精）、IMSI（高倍率で精子を観察し、精子選別を行う ICSI）、PICSI（ヒアルロン酸を用いて精子選別を行う ICSI）、SL-ICSI（紡錘体を可視化し行う ICSI）、PIEZOICSI（微細な振動により細胞破膜を行う ICSI）

02 治療をはじめる前に

体外受精の説明について

形式など	● 面談　● 電話　● メール
説明するスタッフ	● 医師
ARTの資料	● オリジナル冊子　● 動画
説明会の様子と日程	原則、土曜日 15 時 30 分～ 17 時までとなります。無料なのでご夫婦で気軽にご参加ください。スケジュールなど、詳細はホームページをご参照ください。

相談窓口

形式など	● 面談　● 電話　● メール
対応するスタッフ	● 医師　● 看護師　● 胚培養士

03 採精について

自宅採精	院内採精	実施している精子回収術
30%	**70**%	精子回収術の場所の対応 **連携施設**

04 採卵について

採卵時の麻酔	静脈麻酔（全麻含む）、局所麻酔、無麻酔
採卵時スタッフ	● 医師　● 看護師　● 胚培養士
採卵後の休憩	約 **60** 分

05 培養室について

培養室の衛生管理と取り組み

 ☑ 入室時の手洗い

 ☑ 専用衣服・帽子・マスクの着用

 ☑ 空調管理

 ☑ インキュベーターなどの培養器の管理

 ☑ 清掃や衛生

 ☑ 作業マニュアル（更新含む）

 ☑ 勉強会や検討会がある

 ☑ ミスが起きた時の対応はすぐにとれる

培養器		
☑ 集合型	☑ 個別型	☑ タイムラプス型

培養室スタッフ	
専任培養士 **7** 人 　  補助 アシスタント **2** 人	[管理責任者] 林 博

凍結保存	
◉ 胚　▪ 精子　◉ 卵子	[延長の連絡方法] はがき

06 胚移植について

移植胚の状態

凍結胚 **85**%
初期胚 10%
胚盤胞 75%

新鮮胚 **15**%
初期胚 7%
胚盤胞 8%

黄体管理（薬剤）

 服薬　 貼付　 腟剤　 注射

07 妊娠について

妊娠判定はいつ？	**4** 週
分娩施設への紹介状	**100** % 書いている

08 転院時の胚移送と受け入れ

移送ができるもの	受け入れができるもの
☑ 胚　☑ 精子	☐ 胚　☐ 精子

移送する方法
☐ 患者自身　☑ 移送業者

09 保険診療対象外の患者さんについて

（ケースとして多いのは？）

1 位　自由診療で体外受精を続ける

2 位　一般不妊治療を続ける

3 位　治療を辞める

10 取り扱いのある診療について　（各診療項目の説明は P.40 を参照ください）

☑ PICSI	☐ ERPeak	☑ SEET 法	☑ PRP
☐ IMSI	☑ EMMA ／ ALICE	☑ 二段階移植法	☑ 不育症検査
☑ タイムラプス	☑ 子宮内フローラ検査	☑ タクロリムス投与療法	☑ 不育症治療
☑ ERA	☑ 子宮内膜スクラッチ	☐ PGT	☐ その他

西船橋こやまウィメンズクリニック

当院は人工授精や体外受精に特化した不妊治療専門クリニックです。
不妊でお悩みのカップルとともに「妊娠」というゴールに全力で向かいます。

　今まで培っていた生殖医療の専門知識や最新の技術を活かし、お一人おひとりに合った最短で最適な不妊治療をご提案します。より多くのカップルに赤ちゃんを授かっていただくことを目標に、患者様のお悩みやお気持ちに寄り添いながら「心から安心して頼れるクリニック」を目指しています。不妊症でお悩みの方はまずご相談にいらしてください。

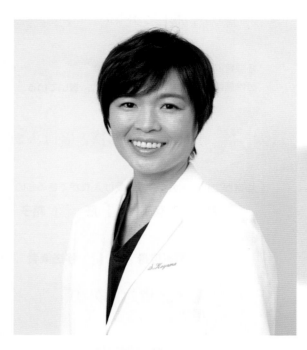

小山 寿美江 院長
Sumie Koyama

昭和大学病院産婦人科勤務
東京衛生病院産婦人科勤務
木場公園クリニック　分院　院長
六本木レディースクリニック　院長
2020年1月　西船橋こやまウィメンズクリニックを開院

[資格]
● 日本産科婦人科学会認定産婦人科専門医
● 日本生殖医学会認定生殖医療専門医

TEL 047-495-2050

受付時間
午前 10：00〜12：30
午後 16：00〜19：30　（月・金は 17：30 まで ）

診療時間

	月	火	水	木	金	土	日	祝祭
午前 10：30〜13：00	○	○	—	○	○	○	—	○
午後 16：00〜18：00	○	○	—	○	○	○	—	—
夜 18：00〜20：00	—	○	—	○	—	—	—	—

△ 当院指示の検査・処置のみ

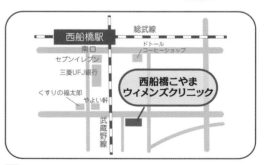

ADD 〒273-0025
千葉県船橋市印内町 638-1 ビューエクセレント 2F
交通：JR東日本総武線・武蔵野線・東京メトロ東西線　西船橋駅
南口 徒歩3分

患者さんに慕われる医療の場を

　不妊治療に対する患者さんの不安な気持ちを取り除けるように、親しみやすく相談しやすい診療をスタッフともども心がけています。また仕事と通院治療の両立をサポートする体制を整えており、大切なお仕事をお休みしなくても夜間や土・祝日の通院で安心して不妊治療を受けていただけるよう努めています。最先端の医療が提供できるよう常に新しい情報や治療方法を模索し続けながら、患者さんにとって有益となる治療や検査を取り入れていくことで、より多くのカップルを妊娠へ導くことを使命としています。

説明会

　月に2回、体外受精説明会を定期的に行なっています。会場はクリニックの待合室のため、15組くらいのカップルの参加で毎回すぐに満席となってしまいます。説明は院長自ら体外受精について詳しく話します。内容は治療の流れや治療方針に加え、体外受精の成功率、治療期間や費用など全般に渡るものです。これから体外受精の治療を受けようと考えている方やご主人にとってもわかりやすい内容で、説明会終了後に質問時間も設けています。自由参加で無料で行われているため、勉強の機会としても評判です。

採卵から胚移植まで

　保険診療で体外受精を行う場合は39歳以下で胚移植6回、40歳から42歳までは胚移植3回という回数制限があります。なるべく保険の範囲内で結果が出せるように1回の治療に全力を尽くしています。
　採卵周期における卵巣刺激の割合は高刺激法が70%、低～中刺激法が30%です。胚培養は基本的に胚盤胞を目指しますが、初期胚移植の妊娠率も良好なため、AMH値が低い場合や年齢が高い方には初期胚移植も積極的に行なっています。胚移植は妊娠率が高い凍結融解胚移植がメインで行なっています。

得意とする診療

　当院は人工授精や体外受精を専門としていますが、「妊活ドック」「メンズドック」を設けており、これから妊活を始めるカップルが利用されています。妊活ドックは簡単な血液検査及び超音波検査、メンズドックは精液検査などの不妊検査を一通り行い、その検査結果や問診から医師が妊娠への最適なアプローチを提案します。その結果、妊活ドックを受けた方の半数が人工授精や体外受精の治療に移行されて多くの方が妊娠に至っています。他院でタイミング治療などを受けていて、まだ不妊検査を行なっていないカップルの利用もおすすめです。

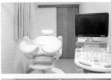
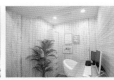
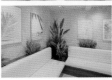
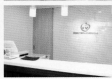
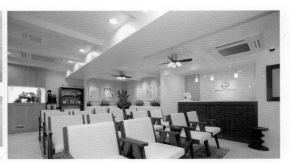

主な連携・紹介施設など	
妊婦健診・分娩施設	／近隣の産婦人科医院や病院
婦人科検査・外科	／近隣の産婦人科医院や病院
内科系疾患	／近隣の産婦人科医院や病院
助成金行政窓口	／お住まいの地域の役所・保健所

体外受精の診療実績

医師	看護師	胚培養士	検査技師	相談スタッフ	事務
1人	8人	3人	0人	0人	5人

01 治療の状況

統計期間：2022 年 4 月～ 2022 年 12 月

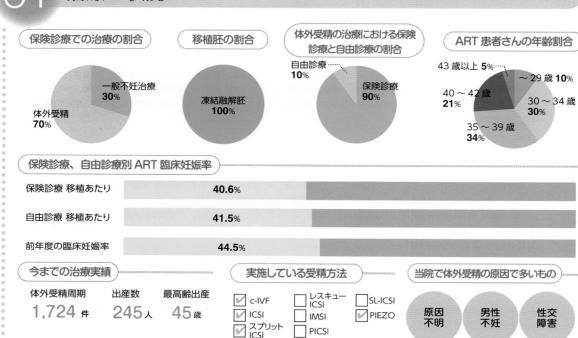

保険診療での治療の割合
- 一般不妊治療 **30%**
- 体外受精 **70%**

移植胚の割合
- 凍結融解胚 **100%**

体外受精の治療における保険診療と自由診療の割合
- 自由診療 **10%**
- 保険診療 **90%**

ART 患者さんの年齢割合
- 43 歳以上 **5%**
- ～ 29 歳 **10%**
- 30 ～ 34 歳 **30%**
- 35 ～ 39 歳 **34%**
- 40 ～ 42 歳 **21%**

保険診療、自由診療別 ART 臨床妊娠率

保険診療 移植あたり	**40.6%**
自由診療 移植あたり	**41.5%**
前年度の臨床妊娠率	**44.5%**

今までの治療実績

体外受精周期	出産数	最高齢出産
1,724 件	**245** 人	**45** 歳

実施している受精方法

- ☑ c-IVF
- ☑ ICSI
- ☑ スプリット ICSI
- ☐ レスキュー ICSI
- ☐ IMSI
- ☐ PICSI
- ☐ SL-ICSI
- ☑ PIEZO

当院で体外受精の原因で多いもの

- 原因不明
- 男性不妊
- 性交障害

c-IVF（通常媒精）、ICSI（顕微授精）、スプリット ICSI（複数卵採卵出来た際、c-IVF と ICSI のどちらの媒精も行う方法）、レスキュー ICSI（c-IVF 後に未受精と判断した卵子に対する顕微授精）、IMSI（高倍率で精子を観察し、精子選別を行う ICSI）、PICSI（ヒアルロン酸を用いて精子選別を行う ICSI）、SL-ICSI（紡錘体を可視化し行う ICSI）、PIEZOICSI（微細な振動により細胞破膜を行う ICSI）

02 治療をはじめる前に

体外受精の説明について

形式など	● 個別説明 　● 集団説明
説明するスタッフ	● 医師 　● 看護師
ART の資料	● オリジナル冊子
説明会の様子と日程	月に 2 回、体外受精説明会を定期的に行なっています。院長自ら体外受精について治療の流れや治療方針に加え、体外受精の成功率、治療期間などをお話しします。説明会参加者には初診予約を優先的にお取りしています。

相談窓口

形式など	● 電話
対応するスタッフ	● 医療事務

03 採精について

自宅採精 100%　**院内採精** 0%

実施している精子回収術

精子回収術の場所の対応
連携施設

04 採卵について

採卵時の麻酔	静脈麻酔、坐薬
採卵時スタッフ	● 医師　● 看護師　● 胚培養士
採卵後の休憩	約 30 ～ 60 分

05 培養室について

培養室の衛生管理と取り組み

- ☑ 入室時の手洗い
- ☑ 専用衣服・帽子・マスクの着用
- ☑ 空調管理
- ☑ インキュベーターなどの培養器の管理
- ☑ 清掃や衛生
- ☑ 作業マニュアル（更新含む）
- ☑ 勉強会や検討会がある
- ☑ ミスが起きた時の対応はすぐにとれる

培養器
☑ 集合型　☑ 個別型　☑ タイムラプス型

培養室スタッフ
 専任培養士 3 人　 兼任培養士 1 人　［管理責任者］熊手 理恵

凍結保存
 胚　精子　卵子　未婚　［延長の連絡方法］保存期限を記載した封書

06 胚移植について

移植胚の状態

凍結胚 100%　初期胚 33%　胚盤胞 67%

黄体管理（薬剤）

服薬　貼付　腟剤　注射

07 妊娠について

妊娠判定はいつ？	4 週
分娩施設への紹介状	100 % 書いている

08 転院時の胚移送と受け入れ

移送ができるもの	受け入れができるもの
☑ 胚　☑ 精子	☑ 胚　☑ 精子

移送する方法
☑ 患者自身　☑ 移送業者

09 保険診療対象外の患者さんについて

（ケースとして多いのは？）

1 位	自由診療で体外受精を続ける
2 位	一般不妊治療を続ける
3 位	治療を辞める

10 取り扱いのある診療について （各診療項目の説明は P.40 を参照ください）

☐ PICSI	☐ ERPeak	☑ SEET 法	☑ PRP
☐ IMSI	☑ EMMA ／ ALICE	☑ 二段階移植法	☑ 不育症検査
☑ タイムラプス	☐ 子宮内フローラ検査	☑ タクロリムス投与療法	☑ 不育症治療
☑ ERA	☑ 子宮内膜スクラッチ	☑ PGT	☐ その他

神田ウィメンズクリニック

初診から卒業まで一貫して女性院長が担当。
「スタッフが親身で結果も出す」クリニックを目指しています。

　不妊治療では患者さまお1人おひとりの経過をすべて把握しながら、責任を持ってきめ細かく柔軟に診療していくことが大切と考えます。そのため、院長がすべての診療を担当しています。そして、不妊症に悩む方々が最短で妊娠・出産・育児へと進まれるよう最善を尽くし、不妊治療での体・心・お金の負担がなるべく少なく済むよう、質の高い医療の提供を心がけています。

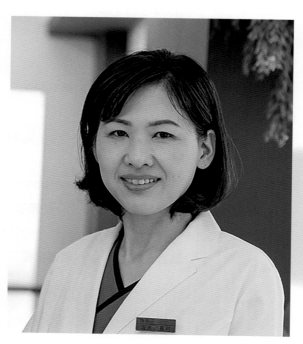

清水 真弓　院長
Mayumi Shimizu

東京女子医科大学病院産婦人科学教室にて産婦人科専門医・医学博士取得
木場公園クリニックに6年勤務し生殖医療専門医取得
2020年2月神田ウィメンズクリニック開院

【資格】
●医学博士（2009年 東京女子医科大学）
●日本産科婦人科学会認定産婦人科専門医
●日本生殖医学会認定生殖医療専門医

TEL **03-6206-0065**

受付時間
午前　9：30～13：00
午後　15：00～19：00

診療時間

	月	火	水	木	金	土	日	祝祭
午前 9：30～13：30	○	○	○	○	○	○	—	—
午後 15：00～19：30	○	○	—	○	○	—	—	—

※月曜・金曜午後は18：00まで、土曜日は午前14：00まで
体外受精治療周期で院内採血のある方は診療終了時間の60分前まで

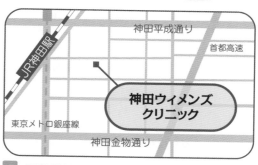

ADD　〒101-0044
東京都千代田区鍛冶町2-8-6 メディカルプライム神田 6F
交通：JR 山手線・京浜東北線・中央線『神田』駅徒歩1分
　　　東京メトロ銀座線『神田』駅　徒歩2分

通院しやすい工夫

　神田駅から徒歩1分のため都内・都外からもアクセス良好で、スタッフは全員女性です。また通院は採卵周期が4回、移植周期も4回必要となりますが、火曜と木曜の夜間診療や、自己注射・膣剤の活用により通院頻度を最低限にすることで、仕事と治療の両立がしやすいように工夫しています。また、受付から会計完了までの診察システムを工夫することでお待たせする時間を最低限にするよう努めています。

排卵誘発方法について

　誘発方法は高刺激法が70%、低〜中刺激が30%で、AMH値や超音波・ホルモン値、年齢、治療歴などから方法や薬の量を決めています。可能な方には黄体ホルモン剤を使ったPPOS法をメインに高刺激を行い、一度の採卵でおふたり目以降の移植に備えた凍結胚を確保することを理想にしています。おふたり目まで少し時間が空いても、おひとり目の時の凍結胚を使って妊娠に臨めるというのは、自然妊娠の方にはない体外受精の方ならではのメリットだと思います。高刺激メインといっても卵巣過剰刺激症候群の予防に十分注意しているので開院以来、入院を要した方はいらっしゃいません。

採卵から胚の移植まで

　採卵は原則局所麻酔で行い、事前にお渡しする痛み止めや緊張を抑えるお薬もあります。採卵中は看護師の声かけで緊張を和らげるようにしています。
　また受精卵は胚盤胞まで培養後、いったんすべて凍結し次の周期以降で凍結融解胚移植することをお勧めしています。新鮮胚移植より少しお時間はかかりますが、そのほうが妊娠率が安定しているからです。培養・凍結結果は胚培養士よりお電話していますので、来院していただく必要はありません。

胚移植と妊娠判定

　移植は膣からの超音波で行いますので、尿をためてご来院頂く必要はありません。また反復不成功の方には先進医療も積極的に取り入れ、さまざまな移植のオプションや着床不全検査、不育症検査などをご用意しています。
　妊娠判定は、胚盤胞移植では1週間後に行い、心拍を3回確認後、産科へご紹介となります。
　不妊治療の保険適用後も妊娠率は良好で満足する成績を保てていますので、女性のご年齢や卵巣機能にもよりますが、かなりの方が保険診療の範囲でご卒業していただけると考えています。

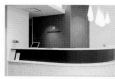
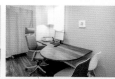
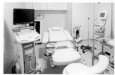
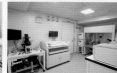
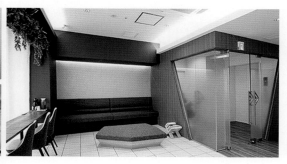

主な連携・紹介施設など	
妊婦健診・分娩施設／ご本人の希望先の病院	
婦人科検査・外科／東京医科歯科大学病院、三楽病院、永寿総合病院、三井記念病院ほか	
内科系疾患／ご本人の希望先の病院	
泌尿器科／恵比寿つじクリニック、亀田京橋クリニック	

体外受精の診療実績

医師	看護師	胚培養士	検査技師	相談スタッフ	事務
1人	4人	4人	1人	0人	4人

01 治療の状況

統計期間：2022年4月〜2022年12月

保険診療での治療の割合
- 一般不妊治療 **44%**
- 体外受精 **56%**

移植胚の割合
- 凍結融解胚 **100%**

体外受精の治療における保険診療と自由診療の割合
- 自由診療 **5%**
- 保険診療 **95%**

ART患者さんの年齢割合
- 43歳以上 **5%**
- 〜29歳 **11%**
- 40〜42歳 **15%**
- 30〜34歳 **34%**
- 35〜39歳 **35%**

保険診療、自由診療別 ART 臨床妊娠率

保険診療 移植あたり	**56.7%**
自由診療 移植あたり	データなし
前年度の臨床妊娠率	**57.9%**

今までの治療実績

体外受精周期	出産数	最高齢出産
1,140 件	305 人	45 歳

実施している受精方法

- ☑ c-IVF
- ☑ ICSI
- ☑ スプリットICSI
- ☑ レスキューICSI
- ☐ IMSI
- ☑ PICSI
- ☐ SL-ICSI
- ☑ PIEZO

当院で体外受精の原因で多いもの

原因不明　年齢因子　男性因子

c-IVF（通常媒精）、ICSI（顕微授精）、スプリットICSI（複数卵採卵出来た際、c-IVFとICSIのどちらの媒精も行う方法）、レスキューICSI（c-IVF後に未受精と判断した卵子に対する顕微授精）、IMSI（高倍率で精子を観察し、精子選別を行うICSI）、PICSI（ヒアルロン酸を用いて精子選別を行うICSI）、SL-ICSI（紡錘体を可視化し行うICSI）、PIEZOICSI（微細な振動により細胞破膜を行うICSI）

02 治療をはじめる前に

体外受精の説明について

形式など	● 個別説明
説明するスタッフ	● 医師　● 看護師
ARTの資料	● オリジナル冊子
説明会の様子と日程	

相談窓口

形式など	● 面談
対応するスタッフ	● 医師　● 看護師

03 採精について

自宅採精	院内採精
98%	2%

実施している精子回収術

精子回収術の場所の対応
連携施設

04 採卵について

採卵時の麻酔	静脈麻酔（全麻含む）、局所麻酔
採卵時スタッフ	● 医師　● 看護師　● 胚培養士
採卵後の休憩	約20～30分

05 培養室について

培養室の衛生管理と取り組み

☑ 入室時の手洗い　☑ 専用衣服・帽子・マスクの着用　☑ 空調管理　☑ インキュベーターなどの培養器の管理

☑ 清掃や衛生　☑ 作業マニュアル（更新含む）　☑ 勉強会や検討会がある　☑ ミスが起きた時の対応はすぐにとれる

培養器
☑ 集合型　☑ 個別型　□ タイムラプス型

培養室スタッフ
専任培養士 4人

凍結保存
 胚　 精子　 卵子
［延長の連絡方法］
更新か廃棄の手続きをされない方にお手紙

06 胚移植について

移植胚の状態

凍結胚 100%
初期胚 12%
胚盤胞 88%

黄体管理（薬剤）

 服薬　 貼付　 腟剤　 注射

07 妊娠について

妊娠判定はいつ？	3週5日
分娩施設への紹介状	100% 書いている

08 転院時の胚移送と受け入れ

移送ができるもの	受け入れができるもの
☑ 胚　☑ 精子	□ 胚　□ 精子

移送する方法
☑ 患者自身　☑ 移送業者

09 保険診療対象外の患者さんについて

（ケースとして多いのは？）

1位 貯胚希望がある

2位 自由診療で体外受精を続ける

3位 治療を辞める

10 取り扱いのある診療について （各診療項目の説明は P.40 を参照ください）

☑ PICSI	□ ERPeak	☑ SEET法	☑ PRP
□ IMSI	☑ EMMA／ALICE	☑ 二段階移植法	☑ 不育症検査
□ タイムラプス	☑ 子宮内フローラ検査	☑ タクロリムス投与療法	☑ 不育症治療
☑ ERA	☑ 子宮内膜スクラッチ	☑ PGT	□ その他

麻布モンテアールレディースクリニック

検査、治療、有効性などに関する正確な情報を患者さまにお知らせし、一般不妊治療から体外受精までの生殖医療をまごころ込めて提供

　診療に当たって大切にしていることが3つあります。「まごころ」と「安全と信頼」、そして「丁寧な説明と患者さんの理解／インフォームドコンセント」です。それはつまり、患者さまの意思を尊重し、患者さまの気持ちに寄り添った医療サービスを提供すること。医学的、社会的ニーズに適合した安全で信頼性のある医療サービスを提供すること。治療方針決定の際にどなたでも理解できるようにわかりやすい言葉で丁寧に説明し、治療結果を正確にお伝えすることです。

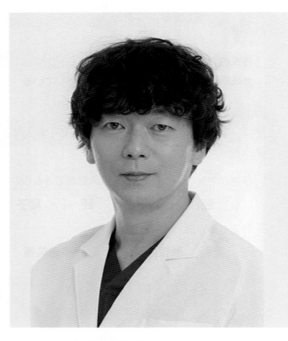

山中 智哉 院長
Tomoya Yamanaka

1998 年	山梨医科大学卒業、山梨医科大学産婦人科入局
2002 年	山梨医科大学医学博士課程卒業、国立甲府病院産婦人科勤務
2004 年	NTT 東日本関東病院 産婦人科
2012 年	六本木レディースクリニック 院長
2017 年	オリーブレディースクリニック 院長
2019 年	麻布モンテアールレディースクリニック 開院

[資格]
●医学博士（2002 年 山梨医科大学）
●日本産科婦人科学会認定産婦人科専門医

TEL **03-6804-3208**

受付時間
午前　9：00～13：00
午後　14：00～17：30

診療時間

	月	火	水	木	金	土	日	祝祭
午前	○	○	−	○	○	○	○	−
午後	○*	○*	−	○*	○*	○*	△	−

※ 月・金の午後は 14：00 ～ 18：00 まで、火・木の午後は 15：00 ～ 20：00 まで、土・日の午後は 14：00 ～ 16：00 まで
△ IVF 処置のみ

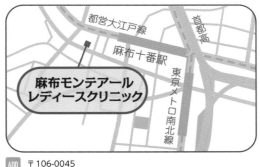

ADD 〒106-0045
東京都港区麻布十番 1-5-18 カートプラン麻布十番 3F
交通：都営大江戸線 麻布十番駅 7 番出口 徒歩 3 分

体外受精をはじめるときに

　診療で大切にしていることの3つにもあるように、説明をしっかり行うために、難しい内容はできるだけ分りやすく説明し、さらに理解を深めたいときなど患者さんが理解できるよう個別に時間をとることにも心がけています。診療では問診や検査などからそれぞれに最善の治療を行いますが、体外受精を行う原因で多いのは、女性側の卵巣や排卵の障害、年齢的な要因、そして一般不妊治療で結果が出ないことです。男性側の原因では造精機能の障害、性機能障害です。初診前に無料カウンセリングがあるので、心配や不安があればお聞きください。

誘発方法と採卵・採精

　治療周期における調節卵巣刺激法は、低刺激法が6割と最も多く、アンタゴニスト法が2割、ショート法と自然周期法がそれぞれ1割です。入院を要するOHSSの発生は今回の調査年度中ゼロでした。患者さんの自己注射の選択割合は8割と高く、安全性の確保とともに患者さんの通院負担軽減がなされています。採卵は麻酔下で行い、執刀医師と培養士、看護師の4人が担当します。

　採精に関しては自宅採精が7割、院内採精が3割と自宅採精が多く、問題がなければご主人の通院を抑えた治療も可能です。軽度の男性不妊症は当院で精査・治療を行ない、無精子症や精索静脈瘤などの場合は、専門クリニックと連携して診療にあたっています。

培養室と胚培養

　対象期間（2022年1月〜12月）の胚移植件数は306例で、平均年齢は37.2歳、胎嚢確認での妊娠確認により妊娠率は47.1%。年齢別では、29歳以下が75%、30〜35歳が52.1%、36〜31歳が49.4%、42〜44歳が31.3%、45歳以上が7.1%でした。また、胚移植の内膜調整法によっての妊娠率は、ホルモン補充周期法が47.3%で、自然周期法が45.9%でした。

　このような成績を出すためには、患者さん個々の診療の丁寧さはもちろんのこと、培養室における注意、とくにインキュベーターの開閉回数を減らし、所要時間を少なくして作業するなど細やかな配慮を行っています。

　そして、停電時には電源確保ができるようバックアップするとともに、免震対策をしています。

胚移植と妊娠

　移植する胚のステージは、新鮮胚が7%、凍結胚が93%です。このうち新鮮胚で移植するときはすべて初期胚でした。凍結融解胚での移植は、初期胚の凍結融解胚が12%、胚盤胞での凍結融解胚が88%とベースが胚盤胞での凍結融解胚移植となっています。

　新鮮胚移植は、採卵周期において子宮内膜の厚さやホルモンバランスが整っている場合や、42歳以上で胚の凍結が望ましくない場合に考慮します。移植胚はグレードの高い胚から選択し、原則1個としておりますが、年齢要因、治療歴により2個移植、2段階移植、シート法も行なっています。多胎妊娠のリスク説明を行い、初期胚の場合には10日目、胚盤胞の場合には7日目以降に血液検査にて妊娠判定を行います。

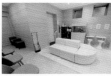

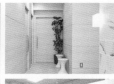
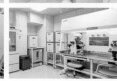
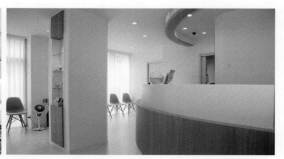

主な連携・紹介施設など	妊婦健診・分娩施設／近隣の産婦人科医院や病院、妊婦健診対応施設　婦人科検査・外科／近隣の産婦人科医院や病院	内科系疾患／近隣の産婦人科医院や病院　助成金行政窓口／お住まいの地域の役所・保健所

体外受精の診療実績

スタッフ

 医師 **1**人　 看護師 **5**人　 胚培養士 **4**人　 検査技師 **0**人　 相談スタッフ **6**人　 事務 **5**人

01 治療の状況

統計期間：2022年1月～2022年12月

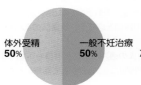

保険診療での治療の割合
- 体外受精 **50%**
- 一般不妊治療 **50%**

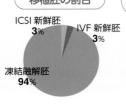

移植胚の割合
- ICSI 新鮮胚 **3%**
- IVF 新鮮胚 **3%**
- 凍結融解胚 **94%**

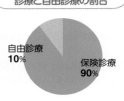

体外受精の治療における保険診療と自由診療の割合
- 自由診療 **10%**
- 保険診療 **90%**

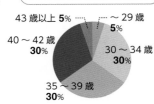

ART 患者さんの年齢割合
- 43歳以上 **5%**
- ～29歳 **5%**
- 40～42歳 **30%**
- 30～34歳 **30%**
- 35～39歳 **30%**

保険診療、自由診療別 ART 臨床妊娠率

保険診療 移植あたり	**55.0%**
自由診療 移植あたり	**45.9%**
前年度の臨床妊娠率	**46.8%**

今までの治療実績

体外受精周期	出産数	最高齢出産
1,375件	**297**人	**44**歳

実施している受精方法

- ☑ c-IVF
- ☑ ICSI
- ☑ スプリットICSI
- ☑ レスキューICSI
- ☐ IMSI
- ☑ PICSI
- ☑ SL-ICSI
- ☐ PIEZO

当院で体外受精の原因で多いもの

原因不明　男性因子　子宮内膜症

c-IVF（通常媒精）、ICSI（顕微授精）、スプリットICSI（複数卵採卵出来た際、c-IVFとICSIのどちらの媒精も行う方法）、レスキューICSI（c-IVF後に未受精と判断した卵子に対する顕微授精）、IMSI（高倍率で精子を観察し、精子選別を行うICSI）、PICSI（ヒアルロン酸を用いて精子選別を行うICSI）、SL-ICSI（紡錘体を可視化し行うICSI）、PIEZOICSI（微細な振動により細胞破膜を行うICSI）

02 治療をはじめる前に

体外受精の説明について

形式など	● 個別説明　● 集団説明
説明するスタッフ	● 医師　● 看護師
ARTの資料	● オリジナル冊子
説明会の様子と日程	毎月一回、土曜または日曜に開催予定です。

相談窓口

形式など	● 面談　● 電話　● メール
対応するスタッフ	● 看護師　● 胚培養士　● 医療事務

03 採精について

自宅採精 **70%**	院内採精 **30%**	実施している精子回収術 **TESE MD-TESE**
		精子回収術の場所の対応 **連携施設**

04 採卵について

採卵時の麻酔	静脈麻酔（全麻含む）、局所、無麻酔
採卵時スタッフ	●医師 ●看護師 ●胚培養士
採卵後の休憩	約 15 ～ 120 分

05 培養室について

培養室の衛生管理と取り組み

☑ 入室時の手洗い　☑ 専用衣服・帽子・マスクの着用　☑ 空調管理　☑ インキュベーターなどの培養器の管理

☑ 清掃や衛生　☑ 作業マニュアル（更新含む）　☑ 勉強会や検討会がある　☑ ミスが起きた時の対応はすぐにとれる

培養器

☑ 集合型　☑ 個別型　☐ タイムラプス型

培養室スタッフ

専任培養士 **4** 人　[管理責任者] 笹森 弥真人

凍結保存

◉ 胚　— 精子　◎ 卵子　(未婚)　[延長の連絡方法] ハガキ

06 胚移植について

移植胚の状態

新鮮胚 **5%**　初期胚 5%
初期胚 5%　凍結胚 **95%**
胚盤胞 90%

黄体管理（薬剤）

 服薬　 貼付　 腟剤

07 妊娠について

妊娠判定はいつ？	**4 ～ 5** 週
分娩施設への紹介状	**100** ％ 書いている

08 転院時の胚移送と受け入れ

移送ができるもの
☑ 胚　☑ 精子

受け入れができるもの
☑ 胚　☑ 精子

移送する方法
☑ 患者自身　☑ 移送業者

09 保険診療対象外の患者さんについて

（ケースとして多いのは？）

1 位	自由診療で体外受精を続ける
2 位	治療を辞める
3 位	一般不妊治療を続ける

10 取り扱いのある診療について （各診療項目の説明は P.40 を参照ください）

☑ PICSI	☐ ERPeak	☑ SEET 法	☐ PRP
☐ IMSI	☑ EMMA／ALICE	☑ 二段階移植法	☑ 不育症検査
☑ タイムラプス	☑ 子宮内フローラ検査	☐ タクロリムス投与療法	☑ 不育症治療
☑ ERA	☑ 子宮内膜スクラッチ	☐ PGT	☐ その他

クリニック ドゥ ランジュ

子どもは家族をはじめ、周りの人をも癒す " 天使 " です。私たちは生殖医療・不妊治療を通してご夫婦と一緒に " 天使 " に会える日を目指します!

　新しい家族を待ち望まれる皆さまが、その胸に待望の天使を抱くことができるよう、医療でお手伝いすることが、私たちの使命であり、喜びです。そのために、患者さま一人ひとりに合った最善の治療を 365 日体制で診療しています。

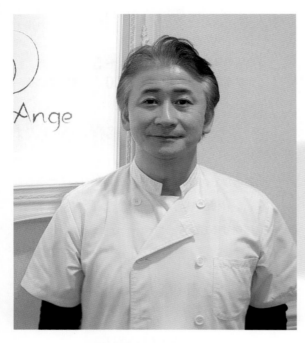

末吉 智博 院長
Tomohiro Sueyoshi

1993 年　千葉大学医学部卒業
1995 年　千葉大学医学部産婦人科学教室入局
2003 年　加藤レディスクリニック勤務開始
2007 年　新橋夢クリニック副院長
2012 年　Shinjuku ART clinic 勤務
2014 年　11 月 "Clinique de l'Ange"
　　　　　（クリニック ドゥ ランジュ）開業。現在に至る

[資格]
● 日本産科婦人科学会認定産婦人科専門医

TEL **03-5413-8067**

受付時間
9 : 00〜15 : 30

診療時間

	月	火	水	木	金	土	日	祝祭
午前　9:00〜	○	○	※	○	○	○	○	○
午後　〜15:30	○	○	※	○	○	○	○	○

年中無休、完全予約制、最終受付時間は 15:30。
※ 水曜日は代診の先生が診療いたします。

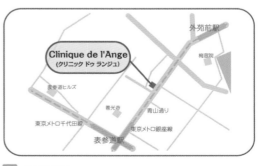

ADD 〒107-0061
東京都港区北青山 3-3-13 共和五番館 6F
交通：東京メトロ、千代田、半蔵門線　表参道 A 3出口徒歩 5 分

出産につながる不妊治療へのこだわり

子どもは家族だけでなく、周りの多くの方々にも幸せを運ぶ天使です。確かな技術力と高度な設備のもと、天使とのご縁を結ぶことが私たちクリニックの使命と考え、フランス語で「天使のクリニック」という名前をつけました。妊娠ではなく、出産というゴールまでしっかりたどり着ける良質な治療にこだわり続けています。排卵誘発は低刺激周期で、体にも卵巣にも優しい方法を行っています。受精卵を扱うには高度な技術と経験が必要ですが、当院自慢の培養士長率いる培養チームにお任せいただきたいと思います。

初診の受け方と保険診療による体外受精

初めての受診は誰でも不安です。クリニック ドゥ ランジュでは、初診専用受付フォームがサイト内にあり、必要事項を入力して送ると、院長が1件1件内容を確認した上で、予約の取り方の返信が送られてきます。その内容に沿って電話で予約を取ることになりますが、あらかじめ自分の状況を知ってもらった上での初診となりますので、安心して通院を開始することができます。また体外受精は、従来の自由診療によるお一人お一人に合わせた方法に加え、保険診療も開始し、各ご家庭にあった治療方法をご提案しています。

他院とは一味違う当院の治療の特徴

当院の治療の最大の特徴は、事前に遺残卵胞を無くすことにあります。卵巣機能が低下し、古い卵が残ったまま治療しても妊娠できません。まず卵巣の状態を整えてから体外受精に進みますので、良質卵が得られ妊娠率が向上します。また卵管に問題のない方は、積極的に初期胚移植を行っています。良好胚を移植するので、初期胚でも胚盤胞と同等の結果が得られ、今まで胚盤胞まで育たずに移植できなかった方の妊娠の可能性を広げることができます。また無麻酔採卵を行うことで麻酔の副作用や事故を防止し、体の負担も軽減します。

不妊治療説明会の動画を常時配信中

説明会では、不妊治療に関する正しい知識を伝えること、また不妊治療への不安や疑問を解消することを目的として、院長と培養士長がそれぞれ専門的な立場から説明しています。

不妊治療の基礎的なこと、体外受精、クリニックの特徴や治療方針などを字幕入り動画を使って説明をしており、わかりやすいと定評があります。

通院している患者様だけでなく、どなたでも無料で視聴できます。ご希望の方は、クリニックホームページの「お問合せ」よりお申し込み下さい。

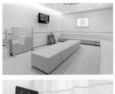
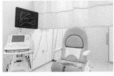
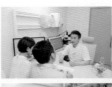
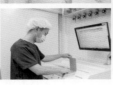
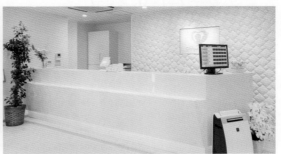

主な連携・紹介施設など	
妊婦健診・分娩施設／ご本人の希望の病院	
婦人科検査・外科／ご本人の希望の病院	
内科系疾患／伊藤病院　ご本人の希望の病院	
泌尿器科／恵比寿つじクリニック　ご本人の希望の病院	

体外受精の診療実績

体外受精の保険適用は
2022 年 11 月から開始

スタッフ

 医師 **2人**　 看護師 **4人**　 胚培養士 **3人**　 検査技師 **1人**　 相談スタッフ **0人**　 事務 **5人**

01　治療の状況

統計期間：2022 年 4 月〜 2022 年 12 月

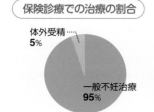

保険診療での治療の割合
体外受精 5%
一般不妊治療 **95%**

移植胚の割合
IVF 新鮮胚 **4.8%**
ICSI 新鮮胚 **1.9%**
凍結融解胚 **93.3%**

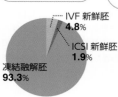

体外受精の治療における保険診療と自由診療の割合
保険診療 1%
自由診療 **99%**

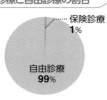

ART 患者さんの年齢割合
〜 29 歳 **3%**
30 〜 34 歳 **14%**
35 〜 39 歳 **25%**
40 〜 42 歳 **26%**
43 歳以上 **32%**

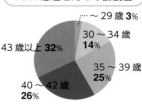

保険診療、自由診療別 ART 臨床妊娠率

保険診療 移植あたり	移植していない
自由診療 移植あたり	**45.2%**
前年度の臨床妊娠率	**42.2%**

今までの治療実績

体外受精周期	出産数	最高齢出産
8,031 件	**780** 人	**47** 歳

実施している受精方法

- ☑ c-IVF
- ☐ ICSI
- ☑ スプリット ICSI
- ☑ レスキュー ICSI
- ☑ IMSI
- ☐ PICSI
- ☑ SL-ICSI
- ☐ PIEZO

当院で体外受精の原因で多いもの

卵巣機能低下　ピックアップ障害　乏精子症

c-IVF（通常媒精）、ICSI（顕微授精）、スプリット ICSI（複数卵採卵出来た際、c-IVF と ICSI のどちらの媒精も行う方法）、レスキュー ICSI（c-IVF 後に未受精と判断した卵子に対する顕微授精）、IMSI（高倍率で精子を観察し、精子選別を行う ICSI）、PICSI（ヒアルロン酸を用いて精子選別を行う ICSI）、SL-ICSI（紡錘体を可視化し行う ICSI）、PIEZOICSI（微細な振動により細胞破膜を行う ICSI）

02　治療をはじめる前に

体外受精の説明について

形式など	● 動画配信
説明するスタッフ	● 医師　● 胚培養士
ART の資料	● 動画
説明会の様子と日程	2022 年 12 月より、説明会の動画をご視聴希望の方には随時ご案内をしております。動画は難しい言葉は使わず字幕付きで分かりやすく解説しておりますので、理解を深めて頂ければと思います。

相談窓口

形式など	● メール
対応するスタッフ	● 医師

03 採精について

自宅採精 **95**%

院内採精 **5**%

実施している精子回収術
・・・・・・・・・・・・・・・・・・・・・・
精子回収術の場所の対応
連携施設

04 採卵について

採卵時の麻酔	無麻酔
採卵時スタッフ	● 医師　● 看護師　● 胚培養士
採卵後の休憩	約 **20** 分

05 培養室について

培養室の衛生管理と取り組み

☑ 入室時の手洗い
☑ 専用衣服・帽子・マスクの着用
☑ 空調管理
☑ インキュベーターなどの培養器の管理

☑ 清掃や衛生
☑ 作業マニュアル（更新含む）
☑ 勉強会や検討会がある
☑ ミスが起きた時の対応はすぐにとれる

培養器
☑ 集合型　☑ 個別型　☐ タイムラプス型

培養室スタッフ
 専任培養士 **3** 人　 兼任培養士 **1** 人　［管理責任者］菊池理仁

凍結保存
 胚　 精子　［延長の連絡方法］お手紙

06 胚移植について

移植胚の状態

凍結胚 **93.4**%
初期胚 19.1%
胚盤胞 74.3%

新鮮胚 **6.6**%
初期胚 2.2%
胚盤胞 4.4%

黄体管理（薬剤）

 服薬　 腟剤　 注射

07 妊娠について

妊娠判定はいつ？	**3** 週
分娩施設への紹介状	**100** % 書いている

08 転院時の胚移送と受け入れ

移送ができるもの
☐ 胚　☐ 精子

受け入れができるもの
☐ 胚　☐ 精子

移送する方法
☐ 患者自身　☐ 移送業者

09 保険診療対象外の患者さんについて

（ケースとして多いのは?）

1位　貯胚希望がある

2位　自由診療で体外受精を続ける

3位　治療を辞める

10 取り扱いのある診療について （各診療項目の説明は P.40 を参照ください）

☐ PICSI	☐ ERPeak	☐ SEET 法	☐ PRP
☑ IMSI	☐ EMMA／ALICE	☐ 二段階移植法	☐ 不妊症検査
☐ タイムラプス	☐ 子宮内フローラ検査	☐ タクロリムス投与療法	☐ 不妊症治療
☐ ERA	☑ 子宮内膜スクラッチ	☐ PGT	☐ その他

木場公園クリニック

不妊治療にはこころのサポートも重要であるため、様々なこころのケアも積極的に取り入れ、患者サポートを行っています。

　　不妊治療を行う場合、女性は婦人科へ、男性は泌尿器科へ行って診てもらうことが一般的と思われています。しかし、不妊症はカップルの病気であり、女性・男性を区別することなく夫婦を診ることを大切に診療を行っています。また、より質の高い医療の提供を行うために ISO9001 を取得し、日々安全なシステムの構築と真の患者満足を具現化できるよう、スタッフが一丸となって不妊治療に取り組んでいます。

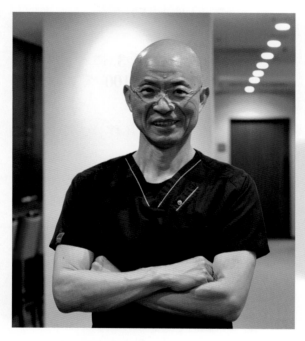

吉田 淳 院長
Atsumi Yoshida

愛媛県松山市生まれ。愛媛大学医学部卒業。
不妊治療を学ぶためにアメリカや日本国内で見学・研修を重ねてきたが、どこの施設でも妻のみの治療で夫の顔が見えないことに疑問を感じ、自ら東邦大学泌尿器科で男性不妊症を学んだ。1998 年に女性不妊症・男性不妊症の両方を診察できる、木場公園クリニックを設立した。

[資格]
●医学博士
●日本生殖医学会認定生殖医療専門医
●日本人類遺伝学会認定臨床遺伝専門医
●日本産科婦人科学会認定産婦人科専門医

TEL 03-5245-4122

受付時間
午前　8：30〜12：00
午後 13：30〜16：30

診療時間

	月	火	水	木	金	土	日	祝祭
午前　8：30〜12：00	○	○	○	○	○	○	—	○
午後 13：30〜16：30	○	○	○	○	○	—	—	—

※ 6F ART 診のみ火曜・木曜 13：30 〜 18：00
　　土曜日は 9：00 〜 14：00、14：30 〜 16：00

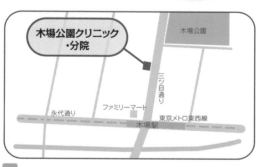

ADD 〒135-0042
東京都江東区木場 2-17-13 亀井ビル
交通：東京メトロ東西線・木場駅 3 番出口より徒歩 2 分

治療のスタートは充実した勉強会から

治療を希望する夫婦のために自由参加（無料）のART説明会を月に2回定期開催。医師と看護師、培養士が治療の流れと方法、ポイントとなる採卵や胚移植の話、卵子や精子についてと不妊の原因、そして年齢と妊娠や妊娠率について、また治療にかかる費用など、患者が知りたいことと必要なことを充実した内容で丁寧に説明をしています。男性不妊治療にも定評があることから、夫婦ともに診療のできる不妊治療施設として、いち早く質の高い診療を築いています。

データからわかる診療のようす

体外受精の患者と一般不妊治療の患者は約半々で、いずれの治療方法においても確実に妊娠結果を出しています。妊娠率では3対2の割合で体外受精の方が一般不妊治療を上回っています。体外受精での治療周期は、同月経周期に胚を戻す新鮮胚よりも、採卵以降の月経周期に凍結した胚を戻す凍結胚移植が多く、今後はさらにこの傾向は強まっていく模様です。誘発方法は、アンタゴニスト法と低刺激法がメインでほぼ全体を占めています が、ロング法、完全自然周期法も行っています。

得意とする診療

患者さんが体外受精を受ける原因で多いのは、男性側では乏精子症や無精子症で、女性側では卵巣機能不全や卵管閉塞、内膜症や機能性不妊（原因不明）など。これに対して、夫婦ともに診療できるメリットを活かし、男性不妊では大きな実績をベースに治療を行い、女性には個別卵巣刺激でOHSSを予防しながら安全で安心できる採卵、胚移植を行うこと、また全般に於いて心のケアにも細やかに配慮し、最善を尽くして結果を出すことが本来ある姿勢と考え、実践することです。

妊娠判定と妊娠の様子

患者の平均年齢は38歳で、最高齢は56歳とかなり高いのが現状です。男性に不妊原因がある場合、一般的に妻の年齢は若い傾向にあり、木場公園クリニック・分院でも同様の傾向がみられるようですが、その中でも一定水準の妊娠率を誇ります。体外受精での妊娠判定は、初期胚移植をした場合には移植から14日後、胚盤胞移植で11日後に行い、妊娠後は8週まで診て産科に転院となります。このときは紹介状を書き、産科とは連絡がとれる状態ですので、安心して出産に臨んでください。

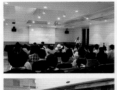
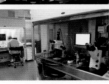
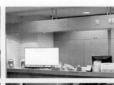
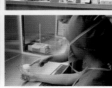
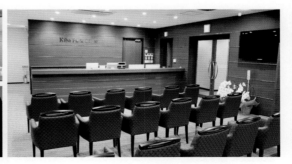

主な連携・紹介施設など	
妊婦健診・分娩施設／お住まいの地域の施設	
婦人科検査・外科／お住まいの地域の施設	
内科系疾患／伊藤病院 など	
助成金行政窓口／お住まいの地域の役所・保健所	

体外受精の診療実績

スタッフ

 医師 **8**人　 看護師 **8**人　 胚培養士 **8**人　 検査技師 **4**人　相談スタッフ **2**人　 事務 **8**人

01 治療の状況

統計期間：2022年1月～2022年12月

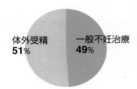

保険診療での治療の割合

- 体外受精 **51%**
- 一般不妊治療 **49%**

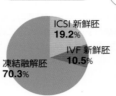

移植胚の割合

- ICSI 新鮮胚 **19.2%**
- IVF 新鮮胚 **10.5%**
- 凍結融解胚 **70.3%**

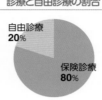

体外受精の治療における保険診療と自由診療の割合

- 自由診療 **20%**
- 保険診療 **80%**

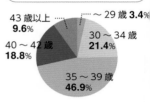

ART 患者さんの年齢割合

- 43 歳以上 **9.6%**
- ～29 歳 **3.4%**
- 30～34 歳 **21.4%**
- 40～42 歳 **18.8%**
- 35～39 歳 **46.9%**

保険診療、自由診療別 ART 臨床妊娠率

保険診療 移植あたり	**30.6%**
自由診療 移植あたり	**33%**
前年度の臨床妊娠率	**35.3%**

今までの治療実績

体外受精周期	出産数	最高齢出産
23,832 件 (1999-2022)	**5,810** 人 (2001-2021)	**53** 歳

実施している受精方法

- ☑ c-IVF
- ☑ ICSI
- ☑ スプリット ICSI
- ☑ レスキュー ICSI
- ☑ IMSI
- ☑ PICSI
- ☑ SL-ICSI
- ☑ PIEZO

当院で体外受精の原因で多いもの

男性因子　卵管因子　排卵因子

c-IVF（通常媒精）、ICSI（顕微授精）、スプリット ICSI（複数卵採卵出来た際、c-IVF と ICSI のどちらの媒精も行う方法）、レスキュー ICSI（c-IVF 後に未受精と判断した卵子に対する顕微授精）、IMSI（高倍率で精子を観察し、精子選別を行う ICSI）、PICSI（ヒアルロン酸を用いて精子選別を行う ICSI）、SL-ICSI（紡錘体を可視化し行う ICSI）、PIEZOICSI（微細な振動により細胞破膜を行う ICSI）

02 治療をはじめる前に

体外受精の説明について

形式など	● web セミナー
説明するスタッフ	● 理事長
ART の資料	● ART についてのスライド、医師から指示された排卵誘発方法のスケジュール
説明会の様子と日程	web にてのセミナー　約1時間　月／2回

相談窓口

形式など	● 初診時、ステップアップ時
対応するスタッフ	● 不妊相談士、看護師

03 採精について

自宅採精 **15.8**%	院内採精 **84.2**%

実施している精子回収術
連続密度勾配法
スイムアップ法
TESE、MD-TESE

精子回収術の対応場所
自院、連携施設

04 採卵について

採卵時の麻酔	静脈麻酔（全麻含む）、局所麻酔、無麻酔
採卵時スタッフ	●医師　●看護師　●メディカルアシスタント　●培養士
採卵後の休憩	約 **30 ～ 120** 分

05 培養室について

培養室の衛生管理と取り組み

☑ 入室時の手洗い
☑ 専用衣服・帽子・マスクの着用
☑ 空調管理
☑ インキュベーターなどの培養器の管理
☑ 清掃や衛生
☑ 作業マニュアル（更新含む）
☑ 勉強会や検討会がある
☑ ミスが起きた時の対応はすぐにとれる

培養器

☑ 集合型　☑ 個別型　☑ タイムラプス型

培養室スタッフ

 専任培養士 **6** 人 ＋ 補助アシスタン **1** 人 ［管理責任者］ 長谷川 久隆

凍結保存

◎ 胚　・ 精子　◎ 卵子

［延長の連絡方法］
窓口またはお電話

06 胚移植について

移植胚の状態

凍結胚 **70.2**%
初期胚 8%
胚盤胞 62.2%

新鮮胚 **29.8**%
初期胚 25.3%
胚盤胞 4.5%

黄体管理（薬剤）

 服薬　 貼付　 膣剤　 注射

07 妊娠について

妊娠判定はいつ？	**4** 週
分娩施設への紹介状	**100** % 書いている

08 転院時の胚移送と受け入れ

移送ができるもの	受け入れができるもの
☑胚 ☑精子 ☑卵子	☑胚 ☑精子 ☑卵子

移送する方法

☑ 患者自身　　☑ 移送業者

09 保険診療対象外の患者さんについて

（ケースとして多いのは？）

1位	自由診療で体外受精を続ける
2位	一般不妊治療を続ける
3位	治療を辞める

10 取り扱いのある診療について （各診療項目の説明は P.40 を参照ください）

☑ PICSI	☑ ERPeak	☑ SEET法	☑ PRP
☑ IMSI	☑ EMMA／ALICE	☑ 二段階移植法	☑ 不育症検査
☑ タイムラプス	☑ 子宮内フローラ検査	☑ タクロリムス投与療法	☑ 不育症治療
☑ ERA	☑ 子宮内膜スクラッチ	☑ PGT	☑ その他

torch clinic

「いつ」「何人」授かりたいのか。お二人の家族計画を実現する、確かな技術とオーダーメイドの治療プラン。

　大学病院と、国内有数の不妊クリニックで研鑽を重ねた生殖医療専門医が、2022年5月恵比寿に開業。

　負担の大きさと先行きの不明瞭さから「先の見えないトンネルを歩いているよう」と形容される不妊治療。

　トーチクリニックでは不妊治療を「幸せになるための医療」と考えています。そのため温かく良質な医療の提供は大前提として、幸せになるための過程で何かを失わなくてよいよう、「二人で共有できる」「就労と両立できる」不妊治療をテーマに掲げています。お二人の進む先を照らし、足元を照らし、家族計画の実現に向け伴走いたします。

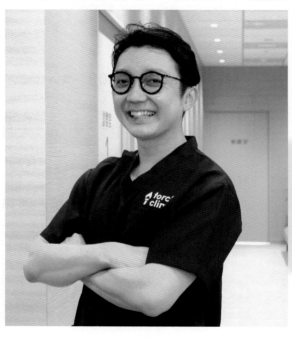

市山 卓彦　院長
Takuhiko Ichiyama

2010年　順天堂大学医学卒業
2016年　セントマザー産婦人科医院で生殖医療にかかわる臨床及び研究に従事
2019年　ASPIRE（アジア環太平洋生殖学会）で日本唯一の表彰受賞
2019年（4月）　順天堂大学浦安病院リプロダクションセンター副センター長に就任
2022年（5月）　torch clinic 院長就任

[資格]
●医学博士（2019年　順天堂大学医学部）
●日本生殖医学会認定生殖医療専門医
●日本産科婦人科学会認定産婦人科専門医

TEL 03-6447-7910

受付時間
09：00〜20：00

診療時間

	月	火	水	木	金	土	日	祝祭
午前 9：00〜13：00	—	○	○	○	○	○	○	○
午前 13：00〜15：00	—	—	—	—	—	○	○	○
午後 15：00〜17：00	—	○	○	○	○	○	○	○
午後 17：00〜20：00	—	○	○	○	○	○	—	—

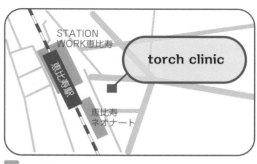

ADD 〒150-0013
東京都渋谷区恵比寿 4-3-14　恵比寿 SS ビル 8F
交通：JR 恵比寿駅 東口 徒歩 1 分
　　　地下鉄日比谷線恵比寿駅 出口 1 徒歩 4 分
　　　バス 恵比寿駅前 徒歩 4 分

理解・相談・納得した上で、お二人と一緒に進める不妊治療

　私達が目指すのは、カップルが自身と適切に向き合い、理解し、納得して治療に臨める世界です。

　そのため医学的背景はもちろん、いつ、何人授かりたいのか、そのため何の治療をいつ希望されるのか、お二人の価値観や社会的背景を理解した上で、治療プランを提案いたします。

　男性も一緒に取り組めるようクリニック名から内装まで工夫し、データを用いた説明や診療内容のサマライズにより、二人で治療を共有し正しく理解いただいた上で、治療に臨んでいただけるよう、第三のパートナーとして寄り添います。

国内有数の施設で良好な治療成績を残してきた生殖専門医が在籍

　採卵周期において高刺激から自然周期まで、患者様の卵巣機能だけでなく、挙児希望の数とライフスタイルに合わせた卵巣刺激方法を提案差し上げます。市山院長は年間7000周期以上のARTを行う施設で研鑽を重ねてきた生殖医療専門医です。

　これまで早発卵巣機能不全、無精子症、反復着床不全など、多くの難治性患者様の治療を担当してきており、着床不全の研究においては国際学会でも評価され招待講演もいたしました。知識と経験、エビデンスに基づいてカップルごとに適した医療を提供いたします。

治療を支える各分野のスペシャリスト達

　当院には産婦人科専門医・生殖医療専門医をはじめ、胚培養士、看護師、臨床心理士など各分野で活躍してきたスペシャリストが多数在籍しています。

　胚培養士は、室長や副室長経験もある10年以上の経験者が複数在籍しており、当院のART臨床成績を支えております。

　看護師は「不妊治療認定看護師」や「不妊カウンセラー」の資格保持者が在籍、臨床心理士は生殖心理に精通した専門知識を持っており、治療が出来るだけ辛いものにならないよう、患者様のサポートを行っております。

治療と就労の両立を目指して

　開院を決めた理由のひとつが、患者様の社会的負荷を軽減したいという思いでした。「院内滞在時間の短縮」「土日・夜間診療」「高アクセス」によって通いやすく、治療と就労が両立できるクリニックを目指しています。

　オリジナルアプリによる事前問診システムによって、患者様の到着前に情報やニーズの共有が可能です。更に院内処方とオンライン後日会計システムを取り入れ、診療終了後はすぐ帰宅いただけます。効率を高めることで、より患者様個別のご相談に注力できると考えています。

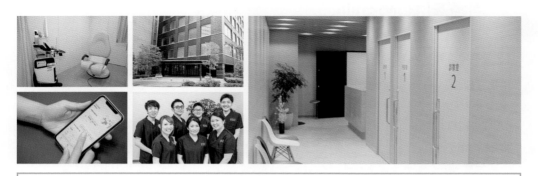

主な連携・紹介施設など	
妊婦健診・分娩施設／順天堂医院　順天堂大学浦安病院　はぐくみ母子クリニック	
婦人科検査・外科／芍薬レディースクリニック　あらかわレディースクリニック　みかレディースクリニック　代官山ウイメンズクリニック　厚生中央病院　東部地域病院　セントマザー産婦人科	
内科系疾患／伊藤病院	
泌尿器科／かんとうクリニック　メンズファティリティクリニック東京	

体外受精の診療実績

スタッフ

医師	看護師	胚培養士	検査技師	相談スタッフ	事務
2人	12人	7人	2人	1人	6人

01 治療の状況

統計期間：2022年5月～2022年12月

保険診療での治療の割合
- 体外受精 **50.7%**
- 一般不妊治療 **49.3%**

移植胚の割合
- ICSI 新鮮胚 **3.3%**
- IVF 新鮮胚 **17.4%**
- 凍結融解胚 **79.3%**

体外受精の治療における保険診療と自由診療の割合
- 自由診療 **19.2%**
- 保険診療 **80.8%**

ART 患者さんの年齢割合
- 43歳以上 **4.6%**
- 40～42歳 **18.8%**
- ～29歳 **7.4%**
- 30～34歳 **36.6%**
- 35～39歳 **37.6%**

保険診療、自由診療別 ART 臨床妊娠率

保険診療 移植あたり	**44.4%**
自由診療 移植あたり	**75%**
前年度の臨床妊娠率	データなし

今までの治療実績

体外受精周期	出産数	最高齢出産
298 件	- 人	- 歳

実施している受精方法
- ☑ c-IVF
- ☑ ICSI
- ☑ スプリット ICSI
- ☐ レスキュー ICSI
- ☐ IMSI
- ☐ PICSI
- ☐ SL-ICSI
- ☑ PIEZO

当院で体外受精の原因で多いもの
- 原因不明
- 男性因子
- 排卵障害 PCOS

c-IVF（通常媒精）、ICSI（顕微授精）、スプリット ICSI（複数卵採卵出来た際、c-IVF と ICSI のどちらの媒精も行う方法）、レスキュー ICSI（c-IVF 後に未受精と判断した卵子に対する顕微授精）、IMSI（高倍率で精子を観察し、精子選別を行う ICSI）、PICSI（ヒアルロン酸を用いて精子選別を行う ICSI）、SL-ICSI（紡錘体を可視化し行う ICSI）、PIEZOICSI（微細な振動により細胞破膜を行う ICSI）

02 治療をはじめる前に

体外受精の説明について

形式など	● 動画配信
説明するスタッフ	● 医師　● 看護師
ARTの資料	● オリジナル冊子　● 動画
説明会の様子と日程	説明会は患者様がご都合の良い時にご覧いただけるように当院の診療内容を動画で配信をしております。

相談窓口

形式など	● 面談　● カウンセリング
対応するスタッフ	● 医師　● 看護師　● 心理カウンセラー

03 採精について

自宅採精	院内採精
100%	**0**%

実施している精子回収術
TESE MD-TESE

精子回収術の場所の対応
連携施設

04 採卵について

採卵時の麻酔	静脈麻酔（全麻含む）、局所麻酔、無麻酔
採卵時スタッフ	● 医師　● 看護師　● 胚培養士
採卵後の休憩	約 **60 ～ 90** 分

05 培養室について

培養室の衛生管理と取り組み

 ☑ 入室時の手洗い
 ☑ 専用衣服・帽子・マスクの着用
 ☑ 空調管理
 ☑ インキュベーターなどの培養器の管理

 ☑ 清掃や衛生
 ☑ 作業マニュアル（更新含む）
 ☑ 勉強会や検討会がある
 ☑ ミスが起きた時の対応はすぐにとれる

培養器
☑ 集合型　　☑ 個別型　　☐ タイムラプス型

培養室スタッフ
 専任培養士 **7** 人　［管理責任者］田中 孝幸

凍結保存
 胚　 精子　 卵子　未婚　［延長の連絡方法］ハガキ

06 胚移植について

移植胚の状態

新鮮胚 **14.8**%　初期胚 4%　胚盤胞 10.8%
凍結胚 **85.2**%　初期胚 0%　胚盤胞 85.2%

黄体管理（薬剤）

 服薬　 腟剤　 注射

07 妊娠について

妊娠判定はいつ？	**4** 週
分娩施設への紹介状	**100** % 書いている

08 転院時の胚移送と受け入れ

移送ができるもの
☑ 胚　☑ 精子

受け入れができるもの
☑ 胚　☑ 精子

移送する方法
☐ 患者自身　　☑ 移送業者

09 保険診療対象外の患者さんについて

（ケースとして多いのは？）

1 位　自由診療で体外受精を受ける

2 位　超高刺激で排卵誘発・OHSS 予防を行う

3 位　反復着床不全に対して精査を行う

10 取り扱いのある診療について　（各診療項目の説明は P.40 を参照ください）

☐ PICSI	☐ ERPeak	☐ SEET 法	☐ PRP
☐ IMSI	☐ EMMA／ALICE	☑ 二段階移植法	☑ 不育症検査
☐ タイムラプス	☑ 子宮内フローラ検査	☑ タクロリムス投与療法	☐ 不育症治療
☐ ERA	☑ 子宮内膜スクラッチ	☐ PGT	☐ その他

峯レディースクリニック

不妊症・不育症のご夫婦に寄り添い、ともに歩んでゆくクリニックです。
目指すのは、出産後に皆様の幸せな家族生活があることです。
そして、そのために一生懸命に治療に励めることが私たちの幸せです。

　タイミング療法や人工授精などの一般不妊治療から、体外受精、顕微授精などの高度生殖補助医療に至るまで最善の治療を提供いたします。高齢妊娠に不安を抱くご夫婦には、臨床遺伝専門医として遺伝カウンセリングを行い不安の軽減に努めます。不育症の診断および治療が可能なクリニックとして、流産症例の原因検索や、妊娠初期からのテンダーラビングケア、アスピリン・ヘパリン療法などの流産予防に積極的に取り組んでおります。

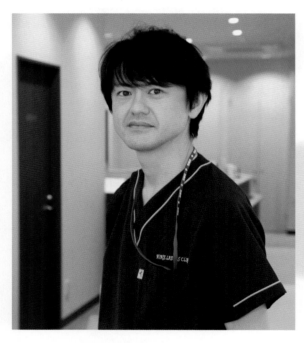

峯 克也 院長
Katsuya Mine

日本医科大学医学部卒業
日本医科大学大学院女性生殖発達病態学卒業
日本医科大学産婦人科学教室　病院講師・生殖医療主任歴任

[資格]
●医学博士（2007 年 日本医科大学大学院）
●日本産科婦人科学会認定産婦人科専門医
●日本生殖医学会認定生殖医療専門医
●日本人類遺伝学会認定臨床遺伝専門医

TEL **03-5731-8161**

受付時間
午前　8：30〜11：00
午後　15：00〜18：00

診療時間

	月	火	水	木	金	土	日	祝祭
午前　8：30〜11：00	○	○	○	○	○	○	―	―
午後　15：00〜18：00	○	○	○	○	―	―	―	―

※ 休診中も当院から指示した方の処置は実施

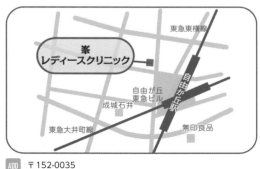

ADD 〒152-0035
東京都目黒区自由が丘 2-10-4 ミルシェ自由が丘 4F
交通：東急東横線・大井町線自由が丘駅徒歩 30 秒

患者に慕われる医療の場を

当院の胚培養士は生殖補助医療胚培養士の資格を取得しており、レスキュー ICSI やカルシウムイオノフォアによる卵子活性化なども積極的に行っております。先進医療も積極的に取り入れており、より良い環境で受精卵を育てるタイムラプス胚培養、ヒアルロン酸を用いた生理学的精子選択術（PICSI 法）、子宮内膜受容能検査（ERA）、子宮内細菌叢検査（EMMA/ALICE 検査）を保険診療での体外受精に組み込んで行うことが可能となっております。また、日本産科婦人科学会より着床前遺伝学的検査（PGT-A・SR）の施設承認を取得しており、より有益な治療を患者様に提供することを日々目指しております。

体外受精説明動画を作成いたしました

新型コロナウイルスの感染拡大防止と、患者様のプライバシーを配慮し、集団での説明会は廃止いたしました。ネットでの動画閲覧あるいはオンライン診療による個別説明にて体外受精の説明を行っております。当院オリジナルの説明冊子も配布しております。繰り返しご覧いただけます。ご不明な点や疑問点は診療時に遠慮なくご質問ください。

採卵時のようす

採卵にあたっては、ホルモン値、AMH 値、患者年齢、治療歴からを総合して計画を立てていきます。誘発方法は、卵巣の機能や患者様の希望に応じて低刺激から高刺激まで様々な方法を行う体制を整えております。採卵までは4〜5回の通院が必要となります。採卵当日は、看護師の声掛けがあり緊張をほぐすことに努めております。希望に応じて麻酔を使用しております。

胚移植から妊娠判定、不育症まで

当院では受精卵を胚盤胞まで培養し、すべて凍結したのちに移植する全胚凍結融解胚盤胞移植をお勧めしております。新鮮胚移植に比べますと妊娠判定まで少々お時間を頂戴することになりますが、妊娠率は凍結融解胚盤胞移植がどの年代でも最も高いことが知られております。急がば回れとなりますが、せっかくの受精卵ですので、より良い環境に子宮を整え移植を行っております。不妊治療では、妊娠判定が出ても安心していられない面があります。それは流産もよく起こるからです。また、流産を繰り返す不育症もあります。不育症についても専門的に診察・検査、治療をすることが可能です。

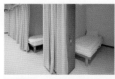
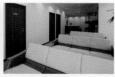
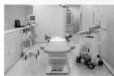
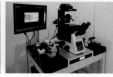
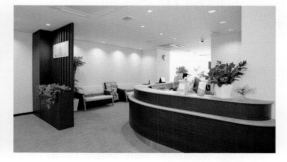

主な連携・紹介施設など	
妊婦健診・分娩施設／日本医科大学武蔵小杉病院、国立病院機構東京医療センター、厚生中央病院 など **婦人科検査・外科**／日本医科大学武蔵小杉病院、国立病院機構東京医療センター、厚生中央病院、東京共済病院 など	**内科系疾患**／日本医科大学武蔵小杉病院、国立病院機構東京医療センター、厚生中央病院、東京共済病院 など **助成金行政窓口**／目黒区役所、お住まいの地域の役所・保健所

峯レディースクリニック

体外受精の診療実績

スタッフ

医師	看護師	胚培養士	検査技師	相談スタッフ	事務
1人	5人	4人	0人	6人	5人

01 治療の状況

統計期間：2022年1月〜2022年12月

保険診療での治療の割合
- 体外受精 30.1%
- 一般不妊治療 69.9%

移植胚の割合
- 凍結融解胚 100%

体外受精の治療における保険診療と自由診療の割合
- 自由診療 18.3%
- 保険診療 81.7%

ART患者さんの年齢割合
- 43歳以上 2.4%
- 〜29歳 7.2%
- 40〜42歳 19.7%
- 30〜34歳 26.6%
- 35〜39歳 44.1%

保険診療、自由診療別ART臨床妊娠率

保険診療 移植あたり	52.9%
自由診療 移植あたり	52.6%
前年度の臨床妊娠率	46.8%

今までの治療実績

体外受精周期	出産数	最高齢出産
1,375件	297人	44歳

実施している受精方法
- ☑ c-IVF
- ☑ ICSI
- ☐ スプリットICSI
- ☑ レスキューICSI
- ☐ IMSI
- ☑ PICSI
- ☐ SL-ICSI
- ☐ PIEZO

当院で体外受精の原因で多いもの
- 原因不明
- 男性因子
- 子宮内膜症

c-IVF（通常媒精）、ICSI（顕微授精）、スプリットICSI（複数卵採卵出来た際、c-IVFとICSIのどちらの媒精も行う方法）、レスキューICSI（c-IVF後に未受精と判断した卵子に対する顕微授精）、IMSI（高倍率で精子を観察し、精子選別を行うICSI）、PICSI（ヒアルロン酸を用いて精子選別を行うICSI）、SL-ICSI（紡錘体を可視化し行うICSI）、PIEZOICSI（微細な振動により細胞破膜を行うICSI）

02 治療をはじめる前に

体外受精の説明について

形式など	● 個別説明 ● 動画配信
説明するスタッフ	● 医師 ● 看護師 ● 胚培養士
ARTの資料	● オリジナル冊子 ● 動画
説明会の様子と日程	当院でオリジナル冊子を配布しております。さらに、ネットでの動画閲覧あるいはオンライン診療による個別説明にて体外受精の説明を行っております。

相談窓口

形式など	● 面談 ● 電話
対応するスタッフ	● 医師 ● 看護師 ● 胚培養士

03 採精について

 自宅採精 **100**% 　院内採精 **0**%

実施している精子回収術

精子回収術の場所の対応
連携施設

04 採卵について

採卵時の麻酔	静脈麻酔（全麻含む）、無麻酔
採卵時スタッフ	●医師 ●看護師 ●胚培養士 ●看護助手
採卵後の休憩	約**120**分

05 培養室について

培養室の衛生管理と取り組み

 入室時の手洗い
 専用衣服・帽子・マスクの着用
 空調管理
 インキュベーターなどの培養器の管理
 清掃や衛生
 作業マニュアル（更新含む）
 勉強会や検討会がある
 ミスが起きた時の対応はすぐにとれる

培養器
☑ 集合型　☑ 個別型　☑ タイムラプス型

培養室スタッフ
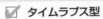 専任培養士 **4**人　［管理責任者］山本 太陽

凍結保存
◉ 胚　〜 精子　◉ 卵子　［延長の連絡方法］延長希望者による受診

06 胚移植について

移植胚の状態

凍結胚 **100**%
胚盤胞 **100**%

黄体管理（薬剤）

 服薬　 貼付　 腟剤

07 妊娠について

妊娠判定はいつ？	**4〜5**週
分娩施設への紹介状	**100**% 書いている

08 転院時の胚移送と受け入れ

移送ができるもの　　受け入れができるもの
☑ 胚　☑ 精子　☐ 胚　☑ 精子

移送する方法
 患者自身　 移送業者

09 保険診療対象外の患者さんの動向について

（ケースとして多いのは?）

1位　治療を辞める

2位　自由診療で体外受精を続ける

3位　一般不妊治療を続ける

10 取り扱いのある診療について （各診療項目の説明は P.40 を参照ください）

☑ PICSI	☐ ERPeak	☐ SEET 法	☑ PRP
☐ IMSI	☑ EMMA／ALICE	☐ 二段階移植法	☑ 不育症検査
☑ タイムラプス	☐ 子宮内フローラ検査	☐ タクロリムス投与療法	☑ 不育症治療
☑ ERA	☐ 子宮内膜スクラッチ	☑ PGT	☐ その他

明大前アートクリニック

望んでいることは同じでも、それぞれに必要な治療は違います。それに応えるため、ご夫婦に寄り添った不妊治療を提案・提供します。

　当院の理念は、ご夫婦お二人に寄り添い、できる限りのことを行っていくことです。ご夫婦に最適な治療を提案させていただいた上で、じっくりとお二人のお話を聞き、納得のいく治療を選んでいただくことができます。経験豊富な院長が診療を行っているので、方針がぶれることもありません。先進医療にも積極的に取り組んでいます。皆様の笑顔のために。

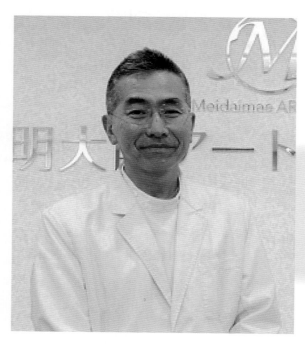

北村 誠司　院長
Seiji Kitamura

1987 年	慶應義塾大学医学部卒業
1990 年	同大学産婦人科IVFチームに入る
1993 年	荻窪病院に入職　同産婦人科部長を経て
2008 年	虹クリニック院長
2018 年	明大前アートクリニック開設 院長

[資格]
●日本産科婦人科学会認定産婦人科専門医
●日本生殖医学会認定生殖医療専門医
●日本産科婦人科内視鏡学会評議員
●日本受精着床学会評議員

TEL 03-3325-1155

電話受付時間
午前　9：00～12：30
午後　15：30～20：00

診療時間

	月	火	水	木	金	土	日	祝祭
午前　9：30～12：30	○	○	○	○	○	△	―	―
午後 15：30～18：00	○	○	○	○	○	△	―	―
夜　18：00～20：00	○		○		○			

△ 9:00-12:00　14:30-17:00

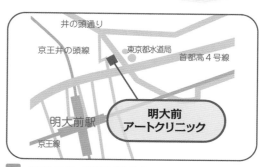

ADD 〒168-0063　東京都杉並区和泉 2-7-1 甘酒屋ビル 2F
交通：京王線・京王井の頭線 明大前駅より徒歩 5 分

得意とする診療

　20代から40代50代の方まで、多くの患者様を診させていただいています。お一人おひとりのお気持ちを大切にした治療計画はもちろん、確かな知識と経験から苦痛の少ない治療で好評を得ています。辛いと言われることが多い子宮卵管造影検査も多くの方が少ない負担で検査を終えています。内診が困難な方でも工夫をして治療が可能となっています。安心して、検査・治療を受けていただくことができます。

男性不妊外来

　受診していただいたご夫婦のご主人様には、精液検査をしていただいています。2回の検査で結果が思わしくない場合は、男性不妊外来の受診をお勧めしています。担当するのは、泌尿器科で生殖医療専門医の大橋医師です。問診・視診・触診で、ご主人を総合的に診させていただきます。女性と違い、男性は婦人科のように妊孕性に関わる診療を受ける機会がないように思われます。この機会に専門医に診察を受けることはとても意味があるのではと考えます。精子DFI検査（精子のDNA損傷を調べる検査）を受けていただくこともできます。

説明会について

　体外受精説明会は、院内で開催する対面のものと、WEBで視聴するものから選んでいただくことができます。対面のものは簡単な個別相談もできること、WEBはご夫婦でいつでも視聴できるという利点があるかと思います。またその他に、毎回テーマを変えながら行うオンラインセミナー&質問会、不妊治療の基礎知識が分かる妊活スタートセミナーも行っています。オンラインセミナー&質問会では皆様の様々な疑問にお答えしています。セミナー中に質問も受けています。

初診の前に

　初診の前に女性用と男性用それぞれの妊活スタートドックを受けていただくことをお勧めしています。女性用には妊娠・出産に欠かせない検査やエコー・内診などが含まれています。男性用は、感染症や精液検査などです。妊活スタートを迷っている方も入籍前の方も受けていただくこともできます。検査後の初診は、保険で受診が可能です。ご予約は、お電話とWEBからしていただけます。ドックを受けなくて初診を受けることも可能となっています。

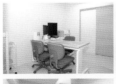
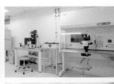
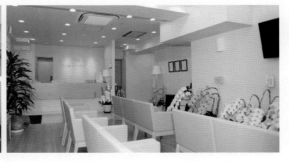
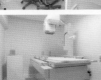
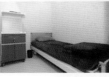

主な連携・紹介施設など	
妊婦健診・分娩施設／久我山病院　荻窪病院　青木産婦人科　東京衛生アドベンチスト病院	
婦人科検査・外科／荻窪病院　久我山病院　河北総合病院　HMレディースクリニック銀座　赤枝医院	
内科系疾患／荻窪内科クリニック　伊藤病院　調布ステーションクリニック	
泌尿器科／荻窪病院　つじクリニック	

明大前アートクリニック

体外受精の診療実績

スタッフ

医師 2人	看護師 6人	胚培養士 4人	検査技師 人	臨床心理士 1人	事務 4人

01 治療の状況

統計期間：2022年1月～2022年12月（12ヵ月で計算）

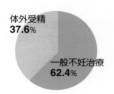

保険診療での治療の割合
- 体外受精 37.6%
- 一般不妊治療 62.4%

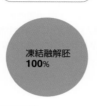

移植胚の割合
- 凍結融解胚 100%

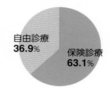

体外受精の治療における保険診療と自由診療の割合
- 自由診療 36.9%
- 保険診療 63.1%

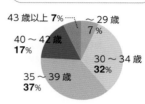

ART患者さんの年齢割合
- 43歳以上 7%
- ～29歳 7%
- 40～42歳 17%
- 30～34歳 32%
- 35～39歳 37%

保険診療、自由診療別 ART 臨床妊娠率

保険診療 移植あたり	30%
自由診療 移植あたり	32%
前年度の臨床妊娠率	35%

今までの治療実績

体外受精周期	出産数	最高齢出産
878 件	294 人	43 歳

実施している受精方法

- ☑ c-IVF
- ☑ ICSI
- ☑ スプリットICSI
- ☐ レスキューICSI
- ☐ IMSI
- ☑ PICSI
- ☐ SL-ICSI
- ☑ PIEZO

当院で体外受精の原因で多いもの

- 排卵障害
- 男性因子
- 機能性

c-IVF（通常媒精）、ICSI（顕微授精）、スプリットICSI（複数卵採卵出来た際、c-IVFとICSIのどちらの媒精も行う方法）、レスキューICSI（c-IVF後に未受精と判断した卵子に対する顕微授精）、IMSI（高倍率で精子を観察し、精子選別を行うICSI）、PICSI（ヒアルロン酸を用いて精子選別を行うICSI）、SL-ICSI（紡錘体を可視化し行うICSI）、PIEZOICSI（微細な振動により細胞破膜を行うICSI）

02 治療をはじめる前に

体外受精の説明について

形式など	● 集団説明　● 動画配信
説明するスタッフ	● 医師　● 胚培養士
ARTの資料	● オリジナル冊子　● 動画
説明会の様子と日程	院内開催は隔月1回　土曜日17：00～18：00 説明会のあとに簡単な質問に院長が個別対応しています。 WEB説明会はご夫婦の都合の良いタイミングで視聴していただくことができます。

相談窓口

形式など	● 面談
対応するスタッフ	● 医師　● 看護師　● 胚培養士

03 採精について

自宅採精 100%　院内採精 0%

実施している精子回収術
TESE

精子回収術の場所の対応
連携施設

04 採卵について

採卵時の麻酔	静脈麻酔(全麻含む)、無麻酔、鎮痛剤
採卵時スタッフ	● 医師　● 看護師　● 胚培養士
採卵後の休憩	約120分

05 培養室について

培養室の衛生管理と取り組み

☑ 入室時の手洗い　☑ 専用衣服・帽子・マスクの着用　☑ 空調管理　☑ インキュベーターなどの培養器の管理

☑ 清掃や衛生　☑ 作業マニュアル(更新含む)　☑ 勉強会や検討会がある　☑ ミスが起きた時の対応はすぐにとれる

培養器
☑ 集合型　☐ 個別型　☑ タイムラプス型

培養室スタッフ

 専任培養士 3人　 補助アシスタント 1人　[管理責任者] 脇坂杏奈

凍結保存

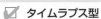 ● 胚　● 精子　● 卵子　[延長の連絡方法] 手紙、文書

06 胚移植について

移植胚の状態

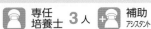

凍結胚 100%　初期胚 33%　胚盤胞 67%

黄体管理(薬剤)

腟剤

07 妊娠について

妊娠判定はいつ?	4 週
分娩施設への紹介状	100 % 書いている

08 転院時の胚移送と受け入れ

移送ができるもの
☑ 胚　☑ 精子

受け入れができるもの
☑ 胚　☑ 精子

移送する方法
☑ 患者自身　☑ 移送業者

09 保険診療対象外の患者さんについて

(ケースとして多いのは?)

1 位　自由診療で体外受精を続ける

2 位　一般不妊治療を続ける

3 位　治療を辞める

10 取り扱いのある診療について (各診療項目の説明は P.40 を参照ください)

☐ PICSI	☐ ERPeak	☑ SEET法	☑ PRP
☐ IMSI	☑ EMMA／ALICE	☐ 二段階移植法	☑ 不育症検査
☑ タイムラプス	☑ 子宮内フローラ検査	☑ タクロリムス投与療法	☐ 不育症治療
☑ ERA	☑ 子宮内膜スクラッチ	☑ PGT	☐ その他

佐久平エンゼルクリニック

無駄な治療、無駄な時間をかけないよう、結果をなるべく早く出すことを意識した治療を心掛けています。

　不妊治療で大切なことは、妊娠という結果をなるべく早く出すことです。本気で子どもが欲しいと願うカップルの皆様に、質の高い生殖医療を提供することで結果をなるべく早く出し、その後に控える出産、育児にスムーズにつなげていただくことを目標にしています。

　残された人生の多くの時間をこれから生まれてくるお子様とぜひ有意義にすごしていただきたいと願っています。

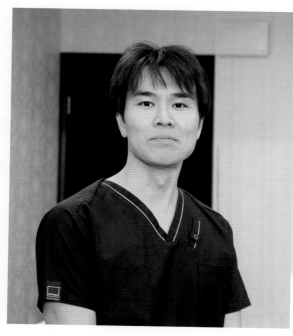

政井 哲兵 院長
Teppei Masai

2003 年　鹿児島大学医学部卒業、東京都立府中病院
　　　　　（現東京都立多摩総合医療センター）研修医
2005 年　東京都立府中病院産婦人科
2007 年　日本赤十字社医療センター産婦人科
2012 年　高崎 ART クリニック
2014 年　佐久平エンゼルクリニック開設

[資格]
● 日本生殖医学会認定生殖医療専門医
● 日本産科婦人科学会認定産婦人科専門医

TEL **0267-67-5816**

受付時間
午前　8:00～11:30
午後 14:00～17:30

診療時間

	月	火	水	木	金	土	日	祝祭
午前 8:30～12:00	○	○	○	○	○	○	—※2	—
午後 14:00～18:00	○	○	—	○	○	—	—	—

※最終受付／午前は 11:30、午後は 17:30 までとなります。

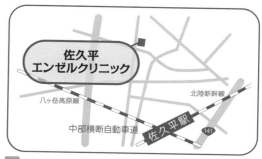

ADD 〒385-0021
長野県佐久市長土呂 1210-1
交通：JR 佐久平駅徒歩 10 分、佐久北 IC・佐久 IC より車で 5 分

地域に信頼の ART 施設

　保険適用開始以来、全体の患者数が増え、治療割合は一般不妊治療が7割で、体外受精が3割です。体外受精が9割だった昨年（2022.04 以前）から大きく変わってきています。一方、体外受精全体では保険診療で受けられる患者様が3割に対して自由診療で受けられる患者様は7割です。これは患者様の生活スタイルや長野県内の市町村が行う助成事業の手厚さも関係し、当院が努めてきた体外受精への高い期待感などから他院での不成功者の通院が含まれることが理由としてあげられます。

はじめに説明会を設けています

　新型コロナウイルス感染症対策のため、体外受精の説明会をウェブで配信しています。治療のことが知りたい、体外受精を考えているというご夫婦が、いつでも、誰でも、自由に見ることができます。診察前に説明会を見ておくことで、診察時に医師から直接疑問や不安などを話すことができます。これによってさらに理解を深め、安心して治療を受けることができるでしょう。その後、実際に治療をはじめられる時には説明資料が配布され、また、治療に関する疑問はメール相談ができるなど、治療説明や不安の軽減に力を入れています。

TESE手術の連携

　高度医療を必要とする男性不妊治療でも、首都圏の男性不妊専門クリニックとの連携で、転院することなく治療を進めることができる体制を整えています。

　例えば、精巣から精子を回収する TESE 手術の場合、首都圏の男性不妊専門クリニックで手術を行い、回収できた精子を使って TESE - ICSI をします。すでにこの方法で妊娠され、無事に卒業していった夫婦もいます。地元で体外受精を受けられることは、大きな通院負担、金銭的負担の軽減につながっています。

胚移植と妊娠判定

　胚移植は、8割以上を凍結胚盤胞で行っています。治療周期の割合も凍結融解胚での割合も約8割です。新鮮胚と凍結胚移植での妊娠の割合も9割以上が凍結融解胚となっており、体外受精診療の第一選択が凍結胚移植というのが特徴です。

　移植胚数は1個で、1個の胚を大切に出産までを見据えた質の高い医療の提供を目指しています。移植後の黄体管理は腟坐薬で行い、通院回数を少なくするとともに移植後の生活を自己管理でしっかり送ることができます。

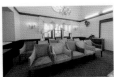
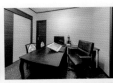
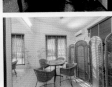
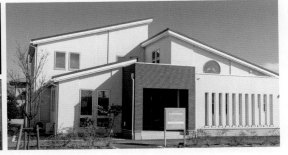

主な連携・紹介施設など	
妊婦健診・分娩施設	／お住まいの地域の総合病院 など
婦人科検査・外科	／お住まいの地域の総合病院 など
内科系疾患	／お住まいの地域の総合病院 など
助成金行政窓口	／佐久市役所、お住まいの地域の役所・保健所

体外受精の診療実績

 医師 **4**人　 看護師 **9**人　 胚培養士 **3**人　 検査技師 **1**人　 相談スタッフ **4**人　 事務 **3**人

01 治療の状況

統計期間：2022 年 4 月～ 2022 年 12 月

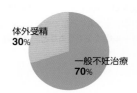

保険診療での治療の割合
- 体外受精 **30%**
- 一般不妊治療 **70%**

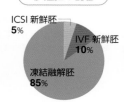

移植胚の割合
- ICSI 新鮮胚 **5%**
- IVF 新鮮胚 **10%**
- 凍結融解胚 **85%**

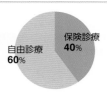

体外受精の治療における保険診療と自由診療の割合
- 保険診療 **40%**
- 自由診療 **60%**

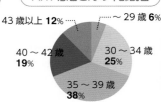

ART 患者さんの年齢割合
- 43 歳以上 **12%**
- ～ 29 歳 **6%**
- 30 ～ 34 歳 **25%**
- 35 ～ 39 歳 **38%**
- 40 ～ 42 歳 **19%**

保険診療、自由診療別 ART 臨床妊娠率

保険診療 移植あたり	**21%**
自由診療 移植あたり	**38%**
前年度の臨床妊娠率	**34%**

今までの治療実績

体外受精周期	出産数	最高齢出産
6,871 件	**799** 人	**46** 歳

実施している受精方法

- ☑ c-IVF
- ☑ ICSI
- ☑ スプリット ICSI
- ☑ レスキュー ICSI
- ☐ IMSI
- ☑ PICSI
- ☑ SL-ICSI
- ☑ PIEZO

当院で体外受精の原因で多いもの

原因不明　男性因子　内膜症

c-IVF（通常媒精）、ICSI（顕微授精）、スプリット ICSI（複数卵採卵出来た際、c-IVF と ICSI のどちらの媒精も行う方法）、レスキュー ICSI（c-IVF 後に未受精と判断した卵子に対する顕微授精）、IMSI（高倍率で精子を観察し、精子選別を行う ICSI）、PICSI（ヒアルロン酸を用いて精子選別を行う ICSI）、SL-ICSI（紡錘体を可視化し行う ICSI）、PIEZOICSI（微細な振動により細胞破膜を行う ICSI）

02 治療をはじめる前に

体外受精の説明について

形式など	● 動画配信　● ウェビナー web セミナー
説明するスタッフ	● 医師　● 胚培養士
ART の資料	● オリジナル冊子　● 動画
説明会の様子と日程	毎月 1 回オンライン形式で開催しています。参加費は無料です。

相談窓口

形式など	● 面談　● メール
対応するスタッフ	● 医師　● 看護師　● 胚培養士　● 医療事務

03 採精について

自宅採精	院内採精
100%	**0**%

実施している精子回収術
TESE MD-TESE

精子回収術の場所の対応
連携施設

04 採卵について

採卵時の麻酔	静脈麻酔（全麻含む）、無麻酔
採卵時スタッフ	● 医師 ● 看護師 ● 胚培養士
採卵後の休憩	約 **10 ～ 180** 分

05 培養室について

培養室の衛生管理と取り組み

☑ 入室時の手洗い	☑ 専用衣服・帽子・マスクの着用	☑ 空調管理	☑ インキュベーターなどの培養器の管理

☑ 清掃や衛生	☑ 作業マニュアル（更新含む）	☑ 勉強会や検討会がある	☑ ミスが起きた時の対応はすぐにとれる

培養器
☑ 集合型	□ 個別型	☑ タイムラプス型

培養室スタッフ
専任培養士 **3** 人　［管理責任者］ 清水 理香

凍結保存
 胚　 精子　 卵子　［延長の連絡方法］ ハガキ

06 胚移植について

移植胚の状態

新鮮胚 **20**%　初期胚 20%
初期胚 16%　凍結胚 **80**%
胚盤胞 64%

黄体管理（薬剤）

服薬	貼付	腟剤	注射

07 妊娠について

妊娠判定はいつ？	**5** 週
分娩施設への紹介状	**100** % 書いている

08 転院時の胚移送と受け入れ

移送ができるもの		受け入れができるもの	
☑ 胚	☑ 精子	☑ 胚	☑ 精子

移送する方法
☑ 患者自身	☑ 移送業者

09 保険診療対象外の患者さんについて

（ケースとして多いのは？）

1 位　自由診療で体外受精を続ける

2 位　一般不妊治療を続ける

3 位　治療を辞める

10 取り扱いのある診療について　(各診療項目の説明は P.40 を参照ください)

☑ PICSI	□ ERPeak	☑ SEET 法	☑ PRP
□ IMSI	☑ EMMA ／ ALICE	☑ 二段階移植法	☑ 不育症検査
☑ タイムラプス	☑ 子宮内フローラ検査	□ タクロリムス投与療法	☑ 不育症治療
☑ ERA	☑ 子宮内膜スクラッチ	☑ PGT	□ その他

髙橋産婦人科

地元で愛され続け、岐阜県内で一早く顕微授精を成功させた豊かな経験と確かな知識で、患者様の対応をさせていただいています。

　不妊症と不育症の治療に力を入れている医院です。最高水準を維持しつつ、体外受精だけに頼らない不妊症不育症治療を目指しています。卵管鏡手術や卵子の質の改善を目的とした低用量レーザー（LLLT）による治療も行っており、高気圧カプセルも導入し、アットホームな雰囲気の中で患者さんと正面から向き合い、安心して治療を受けていただける信頼関係を築きながら、最善の治療と長期にわたるケアを共に行っていきます。

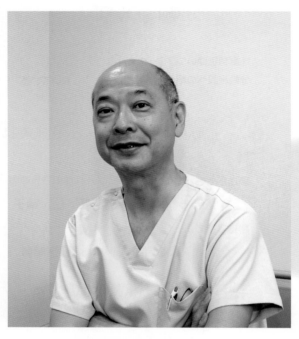

髙橋 誠一郎 院長
Seiichiro Takahashi

平成元年に当医院を開業。県内初の顕微授精に成功し、以来不妊症不育症治療を専門に約5000人の新しい命を送り出す。超多忙な日々の中、高い向上心と信念を持って仕事に取り組んでいます。常に患者さんにとって最善の治療方針を示し、緊急時にも高い技術と判断力で対処し、多くの患者様やスタッフの信頼を得ています 。

[資格]
● 医学博士
● 日本産科婦人科学会認定産婦人科専門医

TEL **058-263-5726**

受付時間
午前　9：00〜12：00
午後　16：00〜19：00

診療時間

	月	火	水	木	金	土	日	祝祭
午前 9：00〜12：00	○	○	○	○	○	○	−	−
午後 16：00〜19：00	○	○	○	−	○	△	−	−

△ 土曜午後は 14：00 〜 16：00 まで

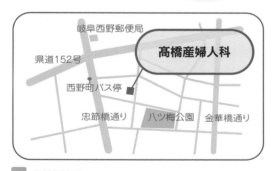

ADD 〒500-8818
岐阜県岐阜市梅ヶ枝町 3-41-3
交通：岐阜バス 西野町バス停よりすぐ

インフォームドコンセントを大切に

インフォームドコンセント（患者への説明と理解）を大切にすることを基本に、毎月1回、体外受精説明会を行っています。説明するスタッフは、医師、看護師、培養士、カウンセラー、IVF コーディネーターで、それぞれにスタッフの顔が見え、雰囲気もよくわかり、知識とともに安心感が得られると好評です。説明会の後は、個別で質問を受けたり個別の相談にも対応しています。　院内保育園があり、2人目不妊の人でも気兼ねなく通院できます。

確かで高い技術を長く提供

私たちの施設は、岐阜県内初となる顕微授精での出産例（1996 年）、凍結胚での妊娠例（1998 年）があり、以前から確かで高い技術を持っています。通院する患者さんは一般不妊治療患者 7 割、ART 患者 3 割で、治療による妊娠の割合も同様の割合から、一般不妊治療での成績も良好です。

内視鏡下卵管形成術も得意とし、体外受精の原因に多い卵管因子の対応には、体外受精を先行するのではなく、できる限り自然に近い方法で妊娠できるよう治療を行ってからの体外受精を進めています。

採卵、そして培養

採卵までにエコー検査が4回とホルモン検査が2回。排卵誘発剤の選択では、自己注射も選べ、仕事と両立している人にとっても通院しやすい環境を整えています。採卵手術は麻酔をして行いますが、完全自然周期法などで採卵数が少ないことが見込まれる場合には無麻酔で行うこともあります。採精は自宅、院内で約半々。男性不妊の場合は連携施設で TESE や MD-TESE などに対応しています。培養室には、最新の AI を搭載したタイムラプス型インキュベーターを設置し、胚に優しい環境で培養することを可能としています。

胚移植と妊娠判定

胚移植は、凍結胚が約9割と多く凍結融解胚での妊娠が増えています。患者さんの平均年齢は保険診療が始まり少し下がりましたが、出産の最高齢者は 46 歳です。新鮮胚での移植選択が判断されるケースも少なくありません。

妊娠後は 12 週まで診察をしますが、もともと分娩を扱っていたことから、患者さんにとっては心強く、1人目の治療後に2人目、3人目もここでという患者さんもいます。

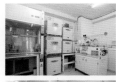
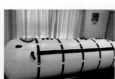
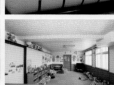
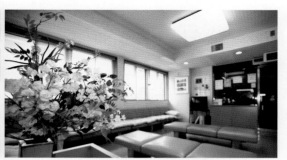

主な連携・紹介施設など	
分娩施設／操レディスホスピタル	
婦人科検査・外科／お住まいの地域の施設	
内科系疾患／松阪総合病院	
助成金行政窓口／お住まいの地域の施設	

髙橋産婦人科

体外受精の診療実績

スタッフ

 医師 2人　 看護師 15人　 胚培養士 3人　 検査技師 1人　相談スタッフ 2人　 事務 5人

01 治療の状況

統計期間：2022年1月〜2022年12月

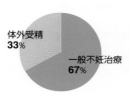

保険診療での治療の割合

体外受精 33%
一般不妊治療 67%

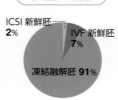

移植胚の割合

ICSI 新鮮胚 2%
IVF 新鮮胚 7%
凍結融解胚 91%

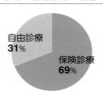

体外受精の治療における保険診療と自由診療の割合

自由診療 31%
保険診療 69%

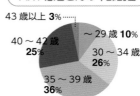

ART 患者さんの年齢割合

43歳以上 3%
40〜42歳 25%
〜29歳 10%
30〜34歳 26%
35〜39歳 36%

保険診療、自由診療別 ART 臨床妊娠率

保険診療 移植あたり	データなし
自由診療 移植あたり	データなし
前年度の臨床妊娠率	データなし

今までの治療実績

体外受精周期（年間）663件　出産数 2,263人　最高齢出産 46歳

実施している受精方法

- ☑ c-IVF
- ☑ ICSI
- ☑ スプリット ICSI
- ☑ レスキュー ICSI
- ☑ IMSI
- ☐ PICSI
- ☐ SL-ICSI
- ☑ PIEZO

当院で体外受精の原因で多いもの

男性不妊　卵管・内膜症　原因不明

c-IVF（通常媒精）、ICSI（顕微授精）、スプリット ICSI（複数卵採卵出来た際、c-IVF と ICSI のどちらの媒精も行う方法）、レスキュー ICSI（c-IVF 後に未受精と判断した卵子に対する顕微授精）、IMSI（高倍率で精子を観察し、精子選別を行う ICSI）、PICSI（ヒアルロン酸を用いて精子選別を行う ICSI）、SL-ICSI（紡錘体を可視化し行う ICSI）、PIEZOICSI（微細な振動により細胞破膜を行う ICSI）

02 治療をはじめる前に

体外受精の説明について

形式など	● 個別説明　● 集団説明
説明するスタッフ	● 医師　● 看護師　● 胚培養士
ARTの資料	● オリジナル冊子　● 動画
説明会の様子と日程	月に2回程度、ご予約いただいた約20組のご夫婦を対象に、体外受精の流れ、副作用などを約1時間かけて説明いたします。その後、ご質問のある方は個別にも対応させていただいております。

相談窓口

形式など	● 面談　● 電話　● メール
対応するスタッフ	● 医師　● 看護師　● 胚培養士

03 採精について

自宅採精	院内採精
45%	55%

実施している精子回収術
TESE MD-TESE

精子回収術の場所の対応
連携施設

04 採卵について

採卵時の麻酔	静脈麻酔（全麻含む）、局所麻酔、無麻酔
採卵時スタッフ	● 医師 ● 看護師 ● 胚培養士
採卵後の休憩	約 30 ～ 60 分

05 培養室について

培養室の衛生管理と取り組み

☑ 入室時の手洗い ☑ 専用衣服・帽子・マスクの着用 ☑ 空調管理 ☑ インキュベーターなどの培養器の管理

☑ 清掃や衛生 ☑ 作業マニュアル（更新含む） ☑ 勉強会や検討会がある ☑ ミスが起きた時の対応はすぐにとれる

培養器

☑ 集合型 ☐ 個別型 ☑ タイムラプス型

培養室スタッフ

 専任培養士 3 人 ＋ 補助アシスタント 1 人 ［管理責任者］松村愛子

凍結保存

 ◉ 胚 ～ 精子 未 ［延長の連絡方法］メール、電話

06 胚移植について

移植胚の状態

凍結胚 **88**%
初期胚 38%
胚盤胞 50%

新鮮胚 **12**%
初期胚 3%
胚盤胞 9%

黄体管理（薬剤）

 服薬   貼付   腟剤

07 妊娠について

妊娠判定はいつ？	**5** 週
分娩施設への紹介状	**100** % 書いている

08 転院時の胚移送と受け入れ

移送ができるもの
☑ 胚 ☑ 精子

受け入れができるもの
☑ 胚 ☑ 精子

移送する方法
☑ 患者自身 ☑ 移送業者

09 保険診療対象外の患者さんについて

（ケースとして多いのは？）

1 位 自由診療で体外受精を続ける
2 位 一般不妊治療を続ける
3 位 治療を辞める

10 取り扱いのある診療について （各診療項目の説明は P.40 を参照ください）

☐ PICSI	☑ ERPeak	☑ SEET 法	☑ PRP
☑ IMSI	☑ EMMA／ALICE	☑ 二段階移植法	☑ 不育症検査
☑ タイムラプス	☑ 子宮内フローラ検査	☑ タクロリムス投与療法	☑ 不育症治療
☑ ERA	☑ 子宮内膜スクラッチ	☐ PGT	☐ その他

レディースクリニック北浜

体外受精の説明は、一人ひとりに行き届くように
そして胚移植は、治療周期のなかでも私たちの腕の見せ所です。

　保険診療のスタートとともに、患者さんの平均年齢が若干下がりました。
なかには知識不足の方もいて、これまで以上に患者さん一人ひとりに対しての説明を大切にしています。今まで同様に、それぞれの不妊原因をしっかり調べ、テーラーメイド医療を掲げる診療スタイルを基本としています。また、医師、看護師、胚培養士、受付などが1つのチームとなり、カップルに寄り添って治療をすすめるよう努めています。

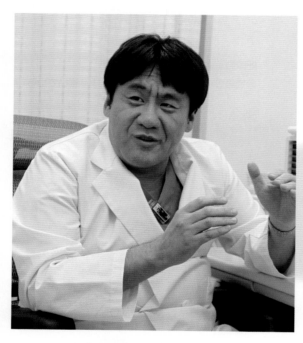

奥 裕嗣 院長
Hirotugu Oku

1992 年	愛知医科大学大学院修了
1998 年	米国のダイアモンド不妊研究所で体外受精、顕微授精等の最先端生殖技術を 3 年研修
2001 年	IVF 大阪クリニックに勤務
2004 年	IVF なんばクリニックに勤務
2010 年	レディースクリニック北浜開院

[資格]
医学博士（1992 年　愛知医科大学大学院）
日本産科婦人科学会認定産婦人科専門医
日本生殖医学会認定生殖医療専門医

TEL **06-6202-8739**

受付時間

午前　9：30 ～ 13：00
午後 16：00 ～ 19：00

診療時間

	月	火	水	木	金	土	日	祝祭
午前　9：30～13：30	○	○	○	○	○	○	―	―
午後 16：00～19：00	○	○	○	―	○	―	―	―

※木曜午後、土曜午後、日曜・祝祭日 休診

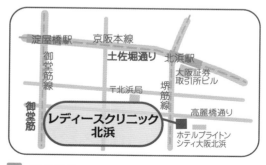

ADD 〒541-0043
大阪市中央区高麗橋 1-7-3　ザ北浜プラザ 3F
交通：大阪市営地下鉄堺筋線北浜駅 4番出口 徒歩 1 分

診療スタイル

　テーラーメイド（オーダーメイド）医療とフレンドリー ART が特徴ですが、保険診療化ではどうしてもできることに限りもあります。一人ひとりの患者さんの状態や特徴に合わせて治療を行い、検査結果や状態から治療方法を提案していきます。フレンドリー ART とは、体と心に負担の少ない安全で安心できる治療であることを言います。テーラーメイド医療&フレンドリー ART、それがレディースクリニック北浜のスタイルです。

説明会について

　体外受精の説明会は、これから体外受精を受けるカップルを対象に土曜日の午後に行っています。当院の各部門のスタッフが担当することで、患者さんにとって安心感があり、リラックスして参加できるよう心がけています。ただし、説明内容は重要なことばかりなので、私たちスタッフも参加される人たちも真剣です。質問を受ける時間を設け、治療についての疑問点や不安な事などを直接、医師や胚培養士、看護師に聞くことができます。

体外受精での排卵誘発

　排卵誘発は、調節卵巣刺激法から低刺激法まで色々あります。いずれの方法を選択するかは、ホルモン値や AMH 値の検査結果、年齢、治療歴や希望などから総合的に判断し、患者さんと相談しながら決めていきます。保険診療では、採卵までに 3 回、場合によって 2 〜 4 回の卵胞計測をし、1 〜 3 回のホルモン検査をして卵胞の発育を確認しながら採卵日を決めています。

胚移植と妊娠判定

　当院では、採卵周期では移植を行わず、胚は一旦凍結保存することが基本です。そのため胚移植の 99％が凍結胚移植になります。胚移植は、タイムラプスでの判断を元に、グレードの良いものから、1 個もしくは、状況に応じて 2 個を移植することもあります。移植後 2 週間ほどで、妊娠判定を行います。

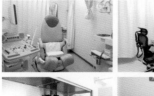
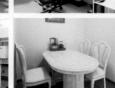
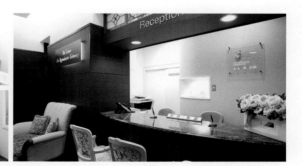

主な連携・紹介施設など	
妊婦健診・分娩施設	お住まいの地域の施設
婦人科検査・外科	お住まいの地域の施設
内科系疾患	お住まいの地域の施設
助成金行政窓口	お住まいの地域の施設

体外受精の診療実績

スタッフ

| 医師 3人 | 看護師 6人 | 胚培養士 6人 | 検査技師 人 | 相談スタッフ 1人 | 事務 6人 |

01 治療の状況

統計期間：2022年4月～2022年12月

保険診療での治療の割合
一般不妊治療 **65%**
体外受精 **35%**

移植胚の割合
凍結融解胚 **100%**

体外受精の治療における保険診療と自由診療の割合
自由診療 **49%**
保険診療 **51%**

ART患者さんの年齢割合
43歳以上 **14%**
～29歳 **7%**
30～34歳 **19%**
40～42歳 **27%**
35～39歳 **33%**

保険診療、自由診療別ART臨床妊娠率

保険診療 移植あたり	**29%**
自由診療 移植あたり	**24%**
前年度の臨床妊娠率	**36%**

今までの治療実績

体外受精周期 **15,784** 件　　最高齢出産 **46**歳

実施している受精方法

- ☑ c-IVF
- ☑ ICSI
- ☐ スプリットICSI
- ☐ レスキューICSI
- ☐ IMSI
- ☑ PICSI
- ☐ SL-ICSI
- ☑ PIEZO

c-IVF（通常媒精）、ICSI（顕微授精）、スプリットICSI（複数卵採卵出来た際、c-IVFとICSIのどちらの媒精も行う方法）、レスキューICSI（c-IVF後に未受精と判断した卵子に対する顕微授精）、IMSI（高倍率で精子を観察し、精子選別を行うICSI）、PICSI（ヒアルロン酸を用いて精子選別を行うICSI）、SL-ICSI（紡錘体を可視化し行うICSI）、PIEZOICSI（微細な振動により細胞破膜を行うICSI）

当院で体外受精の原因で多いもの

男性因子　年齢因子　卵巣因子

02 治療をはじめる前に

体外受精の説明について

形式など	● 個別説明　● 集団説明
説明するスタッフ	● 医師　● 看護師　● 胚培養士　● 医療事務
ARTの資料	● オリジナル冊子　● 動画
説明会の様子と日程	これから体外受精を受けるカップルを対象に土曜日の午後に行っています。当院の各部門のスタッフが担当することで、患者さんにとって安心感があり、リラックスして参加できるよう心がけています。

相談窓口

形式など	● 面談
対応するスタッフ	● 医師　● 心理カウンセラー

03 採精について

🏠 自宅採精 **81**%　🏥 院内採精 **19**%

実施している精子回収術
TESE　MD-TESE

精子回収術の場所の対応
連携施設

04 採卵について

採卵時の麻酔	静脈麻酔（全麻含む）、無麻酔
採卵時スタッフ	● 医師　● 看護師　● 胚培養士
採卵後の休憩	約 **60** 分

05 培養室について

培養室の衛生管理と取り組み

 ☑ 入室時の手洗い
 ☑ 専用衣服・帽子・マスクの着用
 ☑ 空調管理
 ☑ インキュベーターなどの培養器の管理

 ☑ 清掃や衛生
 ☑ 作業マニュアル（更新含む）
 ☑ 勉強会や検討会がある
 ☑ ミスが起きた時の対応はすぐにとれる

培養器
☑ 集合型　☑ 個別型　☑ タイムラプス型

培養室スタッフ
 専任培養士 **6**人　［管理責任者］今井和美

凍結保存
 ◉ 胚　- 精子　◉ 卵子　◉ 卵子 未婚女性　［延長の連絡方法］電話

06 胚移植について

移植胚の状態

凍結胚 **100**%
胚盤胞 **61**%
初期胚 **39**%

黄体管理（薬剤）

 服薬　貼付　膣剤　注射

07 妊娠について

妊娠判定はいつ？	**4** 週
分娩施設への紹介状	**100** % 書いている

08 転院時の胚移送と受け入れ

移送ができるもの
☑ 胚　☑ 精子

受け入れができるもの
☑ 胚　☑ 精子

移送する方法
☑ 患者自身　☐ 移送業者

09 保険診療対象外の患者さんについて

（ケースとして多いのは？）

1 位　自由診療で体外受精を続ける

2 位　一般不妊治療を続ける

3 位　治療を辞める

10 取り扱いのある診療について（各診療項目の説明は P.40 を参照ください）

☑PICSI	☐ERPeak	☑SEET法	☑PRP
☐IMSI	☑EMMA／ALICE	☑二段階移植法	☑不育症検査
☑タイムラプス	☑子宮内フローラ検査	☐タクロリムス投与療法	☑不育症治療
☑ERA	☑子宮内膜スクラッチ	☑PGT	☐その他

神戸 ART クリニック

私たちは2004年から着床前検査の必要性を訴え、独自の啓蒙活動と技術の習得を行い、経験を積んで参りました。豊富な経験に裏打ちされたどこよりも高い技術の着床前検査を患者様に提供して参ります。

　当クリニックは日本産科婦人科学会が認める「PGT-A・SR 承認実施施設」です。２００４年当時は国内で着床前検査を実施している医療機関は他になく、日本全国から治療を求める患者様に対して、平等に着床前検査を提供して参りました。月日の流れとともに国内の規制緩和も進み、2022 年からは生殖補助医療を提供する全国の医療機関で着床前検査を行うことが可能となりました。そのような背景から、独自の啓蒙活動は一定の役割を終えたと認識し、「PGT-A・SR 承認実施施設」として、豊富な経験に裏打ちされたどこよりも高い技術の着床前検査を患者様に提供して参ります。

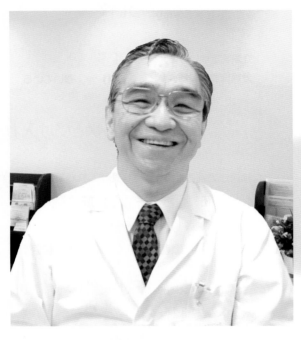

大谷 徹郎 院長
Tetsuro Otani

1984 年	神戸大学医学部大学院博士課程修了同年 ワシントン大学医学部留学
1992 年	メルボルン大学医学部附属ロイヤル・ウィメンズ・ホスピタル留学
1993 年	ドイツ・キール大学医学部留学
1995 年	神戸大学医学部附属病院 助教授
1988 年	厚生労働大臣より臨床修練指導医に認定
2000 年	大谷産婦人科不妊センター院長
2011 年	大谷レディスクリニック院長
2018 年	神戸 ART クリニック 院長

[資格]
● 医学博士（1984 年 神戸大学医学部大学院）

[所属学会]
● 日本 IVF 学会理事

TEL 078-261-3500

受付時間
平日 08:30~13:00,17:00~19:00　土日 08:30~13:00

診療時間

	月	火	水	木	金	土	日	祝祭
午前　9:00~13:00	○	○	○	○	○	○	○	※
午後　17:00~19:00	○	○	○	○	○	○	○	×

※予約の方のみ

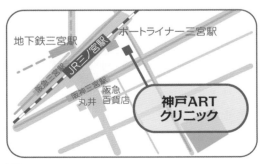

ADD 〒651-0096 兵庫県神戸市中央区雲井通 7 丁目 1-1 ミント神戸 15F
交通：JR 三宮駅、阪急神戸三宮駅、阪神三宮駅前、ポートライナー三宮駅前、三宮バスターミナルの上

説明のスタイル

　日頃の診療を大切にし、診療の中でできるだけの説明をし、個別の説明会は申込制でカウンセラーが対応しています。

　医師による規模の大きいオンラインの説明会もあり、当院の患者様であればどなたでも参加できます。随時開催されているので、詳しくはホームページをご覧頂くか、お問い合わせください。不妊治療の全般から、特殊な治療法までいろいろな知識と現状が分かり、今後に自分が受ける治療の参考になるでしょう。

　また、着床前診断をご希望される方には認定遺伝カウンセラーと対面、あるいはリモートでじっくりカウンセリングを受けて頂いてから実際の治療を受けて頂くように致しております。なお、着床前診断を受けることのできる方については日本産科婦人科学会の規定があり、日本産科婦人科学会のウェブサイトをご参照下さい。

診療のようす

　排卵誘発方法は、アンタゴニスト法と低刺激法が多くなっていますが、全ての排卵誘発法に対応しています。高年齢では、刺激をかけても反応してくれないこともあり、治療周期をできるだけ壊さないようマイルドな誘発方法をメインに行っています。また、自己注射の利用が患者さん全体の 9 割に普及していることから、通院負担もかなり減少しています。採卵は静脈麻酔使用で痛みなく行なわれているので、採卵後短時間の休憩でお帰りいただくことが可能です。

基本は全胚凍結、胚盤胞移植

　年間の採卵件数は 1500 件 を超え、移植件数は 850 件 以上です。胚移植は、凍結融解胚盤胞での移植が 99.8％ですが、患者さんの希望によって、また適応する場合には新鮮胚移植を行うケースもあります。

　IVF、ICSI での受精率は 70 ～ 84％で、受精した胚は胚盤胞まで成長させて、凍結融解後、胚盤胞移植を行う事が殆どです。移植は、着床前診断を実施した胚では正常胚でグレードの良い胚から、基本的に1個、また着床前診断を受けていない胚では患者様のご希望により年齢や治療歴などから2個戻すこともあります。

妊娠のようす、その他

　体外受精での妊娠は年間で 550 件以上あり、移植あたりの妊娠率は約 64％とかなり高くなります。高い妊娠率ですが、流産などもあり、実際に産まれるのは年間、およそ 500 人です。

　妊娠の中には、40 歳以上を含む 35 歳以上が 425 件含まれていることから、8 割近くがこの年齢層での出産となります。双胎は 2 件あり、率としては約 0.5％以下です。

　年齢が高めの方も含めて今後、さらなる発展が期待される施設の1つです。

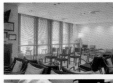

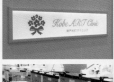
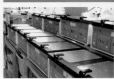
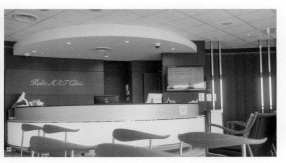

主な連携・紹介施設など	
妊婦健診・分娩施設／ご本人の希望先の病院	
婦人科検査・外科／神戸赤十字病院　など	
内科系疾患／神戸赤十字病院　など	
助成金行政窓口／お住まいの地域の役所・保健所	

体外受精の診療実績

スタッフ

医師 6人	看護師 14人	胚培養士 11人	検査技師 3人	相談スタッフ 4人	事務 17人

01 治療の状況

統計期間：2022年4月～2022年12月

保険診療での治療の割合
- 一般不妊治療 40%
- 体外受精 60%

移植胚の割合
- 凍結融解胚 100%

体外受精の治療における保険診療と自由診療の割合
- 保険診療 25.1%
- 自由診療 74.9%

ART患者さんの年齢割合
- ～29歳 2%
- 30～34歳 9.8%
- 35～39歳 25.7%
- 40～42歳 33.2%
- 43歳以上 29.3%

保険診療、自由診療別 ART 臨床妊娠率

保険診療 移植あたり	63.2%
自由診療 移植あたり	66.0%
前年度の臨床妊娠率	67.5%

今までの治療実績

体外受精周期	出産数	最高齢出産
31,228 件	不明	47 歳

実施している受精方法

- ☑ c-IVF
- ☑ ICSI
- ☑ スプリットICSI
- ☐ レスキューICSI
- ☐ IMSI
- ☐ PICSI
- ☐ SL-ICSI
- ☑ PIEZO

当院で体外受精の原因で多いもの

- 原因不明
- 精子因子
- 卵管因子

c-IVF（通常媒精）、ICSI（顕微授精）、スプリット ICSI（複数卵採卵出来た際、c-IVF と ICSI のどちらの媒精も行う方法）、レスキュー ICSI（c-IVF 後に未受精と判断した卵子に対する顕微授精）、IMSI（高倍率で精子を観察し、精子選別を行う ICSI）、PICSI（ヒアルロン酸を用いて精子選別を行う ICSI）、SL-ICSI（紡錘体を可視化し行う ICSI）、PIEZOICSI（微細な振動により細胞破膜を行う ICSI）

02 治療をはじめる前に

体外受精の説明について

形式など	● 個別説明　● ウェビナー（web セミナー）
説明するスタッフ	● 医師　● 看護師
ARTの資料	● オリジナル冊子　● 動画　● アプリ　● 専門書籍
説明会の様子と日程	WEB セミナーを月1回程度開催しています。約1時間で体外受精の概要について説明を行い、医師による質疑応答を30分～45分程度行っています。質疑応答の内容については、後日ホームページやアプリで発信しています。

相談窓口

形式など	● 面談
対応するスタッフ	● 医師　● 看護師

03 採精について

自宅採精	院内採精
91%	**9**%

実施している精子回収術

精子回収術の場所の対応
連携施設

04 採卵について

採卵時の麻酔	静脈麻酔（全麻含む）
採卵時スタッフ	● 医師　● 看護師　● 胚培養士
採卵後の休憩	約 **60** 分

05 培養室について

培養室の衛生管理と取り組み

☑	☑	☑	☑
入室時の手洗い	専用衣服・帽子・マスクの着用	空調管理	インキュベーターなどの培養器の管理
☑	☑	☑	☑
清掃や衛生	作業マニュアル（更新含む）	勉強会や検討会がある	ミスが起きた時の対応はすぐにとれる

培養器
☑ **集合型**　☑ **個別型**　☐ **タイムラプス型**

培養室スタッフ
 専任培養士 **10**人　兼任培養士 **1**人　補助アシスタント **1**人　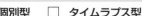事務員 **4**人

［管理責任者］ 大谷 徹郎

凍結保存
◉ 胚　　精子　　［延長の連絡方法］
封書

06 胚移植について

移植胚の状態

凍結胚 **100**%

胚盤胞 **100**%

黄体管理（薬剤）

服薬　　貼付　　腟剤　　注射

07 妊娠について

妊娠判定はいつ？	**4** 週
分娩施設への紹介状	**100** % 書いている

08 転院時の胚移送と受け入れ

移送ができるもの
☑ **胚**　☑ **精子**

受け入れができるもの
☑ **胚**　☑ **精子**

移送する方法
☑ **患者自身**　　☑ **移送業者**

09 保険診療対象外の患者さんについて

（ケースとして多いのは？）

1 位　自由診療で体外受精を続ける

2 位　一般不妊治療を続ける

3 位　治療を辞める

10 取り扱いのある診療について （各診療項目の説明は P.40 を参照ください）

☐ PICSI	☐ ERPeak	☑ SEET法	☑ PRP
☐ IMSI	☑ EMMA／ALICE	☑ 二段階移植法	☑ 不育症検査
☐ タイムラプス	☑ 子宮内フローラ検査	☑ タクロリムス投与療法	☑ 不育症治療
☑ ERA	☐ 子宮内膜スクラッチ	☑ PGT	☑ その他（PFC-FD）

生殖医療を応援する企業の紹介

治療に臨んでいくための参考として、ぜひご覧ください

ART related companies

ママ&パパになるあなたを応援

不妊治療施設に必要資材を納入する企業などを紹介

ART（体外受精や顕微授精などの生殖補助医療）に関係する企業には、婦人科医療に欠かせない医療機器や薬剤のほか、生殖医療・胚培養に必要な医療機器や薬剤、試薬から光学機器、または建築（インテリア～空調関連他）関係など多数あります。

医療機器や薬剤、試薬などの進歩は治療成績の向上へつながり、治療施設にとっても、赤ちゃんの望むご夫婦にとってもはなくてはならない大事な関係者です。今回は、その関連企業の中から 16 社（以下桃色表示企業）を紹介します。

 培養室関連 ｜ 培養液、インキュベータ、採卵針など

株式会社 IVF ラボ
株式会社アステック
ヴィトロライフ株式会社
三菱製紙株式会社
メディーコン・インターナショナル株式会社
株式会社リプロライフ
エア・ブラウン株式会社
富士フイルム和光純薬株式会社
株式会社日本医化器械製作所
株式会社ナカメディカル
株式会社東機貿
扶桑薬品工業株式会社
オリジオ・ジャパン株式会社
株式会社メディカルトップス
日本エアーテック株式会社
PHC ホールディングス株式会社
富士システムズ株式会社
株式会社北里コーポレーション
サーモフィッシャーサイエンティフィック株式会社
日本プレイディ株式会社
株式会社ファルコバイオシステムズ
株式会社成茂科学器械研究所

 精子関連 ｜ 精子検査装置など

株式会社 ジャフコ
株式会社ニューロサイエンス
ストレックス株式会社
加賀ソルネット株式会社

 検査関連 ｜ 超音波検査機器、不妊治療検査など

株式会社アイジェノミクス・ジャパン
ナノソニックスジャパン株式会社
株式会社エイオンインターナショナル
GEヘルスケア・ジャパン株式会社
日立アロカメディカル株式会社
ベックマン・コールター株式会社
Varinos 株式会社
Gene Tech 株式会社
コヴィディエンジャパン株式会社
株式会社北里検査センター

 薬剤関連 ｜ 排卵誘発剤や早期排卵抑制剤など

フェリング・ファーマ株式会社
富士製薬工業
塩野義製薬株式会社
あすか製薬株式会社
メルクバイオファーマ株式会社
MSD株式会社
興和株式会社
サンファーマ株式会社
バイエル薬品株式会社
日本イーライリリー株式会社
持田製薬株式会社
キッセイ薬品工業株式会社
武田薬品工業株式会社

 診療サポート ｜ 予約システム、電子カルテなど

株式会社オフショア
システムロード株式会社
タック株式会社
株式会社メドレー
株式会社ティー・エム・アール・システムズ

 顕微鏡関連 ｜ 倒立顕微鏡、実体顕微鏡など

株式会社ニコンソリューションズ
オリンパス株式会社
株式会社東海ヒット

 妊活サポート ｜ インターネットサプリメントなど

株式会社ニュートリション・アクト
株式会社ファミワン
株式会社リンクライフ・アイ
株式会社グッドアンドカンパニー
株式会社ハナミスイ

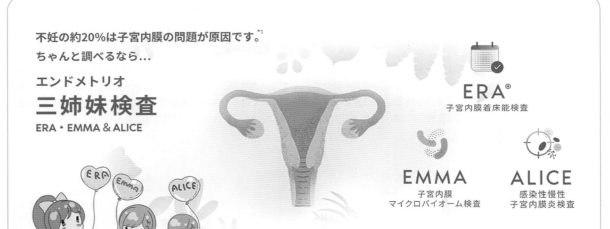

不妊の約20%は子宮内膜の問題が原因です。[*1]

ちゃんと調べるなら...

エンドメトリオ
三姉妹検査
ERA・EMMA & ALICE

ERA®
子宮内膜着床能検査

EMMA
子宮内膜
マイクロバイオーム検査

ALICE
感染性慢性
子宮内膜炎検査

子宮内環境を整えて、大切なたまごを迎えてあげましょう！

妊娠の可能性を高めてくれる「子宮内膜の検査」をご存知ですか？大切な胚を移植するための最適なタイミングを見つけたり、子宮内環境を調べることができる、ERA・EMMA・ALICE 検査です。同時に調べることができる3つの検査を合わせて、TRIO（三姉妹）検査と呼んでいます。

ERA 検査と EMMA・ALICE 検査を使用した患者様の妊娠率が、70.6%[*2]まで向上したというデータもあるんですよ！

TRIO 検査は、「着床の窓」と「子宮内細菌叢」を調べるための遺伝子検査として、世界で初めて開発されました。日本国内でも 340 以上の施設に導入されています。ERA・EMMA・ALICE 検査の詳細は、担当医にお尋ねください。

○ ERA（エラ）検査では、着床の可能性が高まるタイミング（着床の窓）を調べます。「着床の窓」に合わせて胚移植を行うことで、妊娠率が向上したというデータがあります。（図1参照）

○ EMMA（エマ）検査では、子宮内の細菌バランスを調べます。善玉乳酸菌（ラクトバチルス）を増やし、その他の悪玉菌を治療することで、妊娠率が向上したというデータがあります。（図2参照）

○ ALICE（アリス）検査では、EMMA 検査で検出された悪玉菌のうち、特に不妊の原因となりやすい慢性子宮内膜炎の原因菌 10 種の有無を報告し、慢性子宮内膜炎の予防・治療に役立てます。不妊の原因となる慢性子宮内膜炎の予防・治療に役立てます。（図3参照）

ERA検査
あなたの着床の窓を調べます

● 子宮内膜が胚を受け入れるのに適した状態になり、受精卵が着床可能になるタイミングのことを「着床の窓」と呼びます。
● 「着床の窓」には個人差があります。
● わずか 12 時間の移植タイミングのずれによって、受精卵が着床できないことがあります。

不妊治療に通う37%位の女性は着床の窓の時期がズレています

├─37%ズレている─┤

ERAで妊娠率を25%アップ！

図1

EMMA検査
子宮内膜の細菌の種類と量を調べます

● 「何度も胚移植しているのに、着床しない」この悩みを抱える人の約50%に子宮内フローラの乱れがあります。[*3]
● 検出された菌の種類に合わせて最適な抗生剤が推奨されるので、抗生剤の使い過ぎを防ぐことができます。

子宮内乳酸菌が多い群		子宮内乳酸菌が少ない群	
70.6%	妊娠率	33.3%	
58.8%	生児出産率	6.7%	

図2

ALICE検査
慢性子宮内膜炎を起こす細菌を調べます

● 最先端の遺伝子検査技術を用いることで、これまでの手法では特定できなかった菌の検出も可能となります。
● 炎症が起こる前であっても、慢性子宮内膜炎の発生を予防することができます。

習慣性流産や着床不全患者では66%が罹患していると言われています

66%罹患している[*4]

EMMA/ALICEで着床・妊娠率をアップ！

図3

*1 日本受精着床学会 倫理委員会：非配偶者間の生殖補助医療に関する不妊患者の意識調査. 日本授精着床学会誌. 2004; 21: 6-14 。 *2 Moreno, Inmaculada et al. American Journal of Obstetrics & Gynecology, Volume 215, Issue 6, 684 – 703. (ERA で Receptive になった方のみを対象として、ラクトバチルス 90% 以上の女性とそうでない女性の着床率、妊娠率、出生率を比較しました）。*3 Nanako Iwami, Miho Kawamata, Naoko Ozawa et al. J Assist Reprod Genet 40, 125–135 (2023)。*4 Cicinelli, Ettore et al. Hum Reprod. 2015 Feb;30(2):323-30.

エンドメトリオ（三姉妹）検査は、要件を満たした医療機関で実施された場合に限り先進医療として保険診療と併用することができます。

アイジェノミクス 🔍👆

公式 LINE で、検査に関するご質問にお答えしています。

LINE

YouTube

Twitter

株式会社アイジェノミクス・ジャパン　　〒103-0013　東京都中央区日本橋人形町 2-7-10　エル人形町 4F
TEL：03-6667-0456　URL：https://www.igenomix.jp

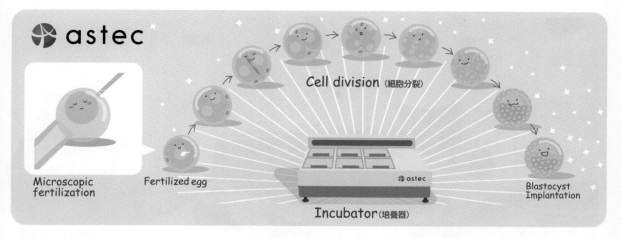

私たちアステックは日本を代表する培養器メーカーです。
"生命を大切に育てる" それが私たちの使命です。

"ジャパンクオリティ" アステックは日本で唯一、医療機器レベルの細胞培養インキュベーターを作ることができる培養器専門メーカーです。

私たちにお手伝いできることは、優れた技術を駆使し最高水準の品質管理を徹底し、技術者さま、研究者さまそして患者さまに寄り添うことです。アステックのIVFインキュベーターは、受精卵を完璧な環境で培養するために開発されています。様々な培養室のニーズにマッチするようにデザイン、設計されており、最新機種であるタイムラプスインキュベーターや、個別管理がしやすいパーソナルタイプなど、機能とともに使いやすさも追及。当社スタッフの手で、一台一台丁寧に納品いたします。

創業以来45年、最高の培養環境をお届けするために、この変わらぬ信念のもと、世界50ヶ国以上でご使用いただいております。私たちアステックは生殖医療施設の皆さまの手を通じて、皆様が快適で安心して治療が受けられるよう、全力でサポートいたします。

アステックの代表的なIVF製品

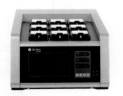

受精卵観察システム
タイムラプスインキュベーター
CCM-iBIS-SL

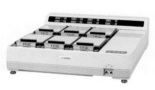

ベンチトップインキュベーター
EC-6S-MD

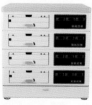

ドロワータイプインキュベーター
AD-3100

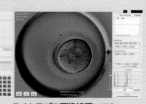

タイムラプス画像処理ソフト
LinKID Image analyzer

生殖医療のプロセスにおいて、卵細胞にとっては採卵直後から再び胚移植されるまで継続した環境ストレスに曝されることになります。
タイムラプスインキュベーターは、培養環境を壊すことなく受精後の卵を観察することができる装置で、卵への環境ストレスを最小限に軽減することができます。
各培養チャンバーの温度/ガス制御が独立しており、他チャンバーの開閉はその他のチャンバーに影響しない設計になっております。アステックの受精卵培養用インキュベーターにはすべてこのような独立制御のチャンバー構造が採用されております。

株式会社アステック

811-2207　福岡県糟屋郡志免町南里4丁目6番15号
TEL：092-935-5585　URL：https://www.astec-bio.com

株式会社アステック

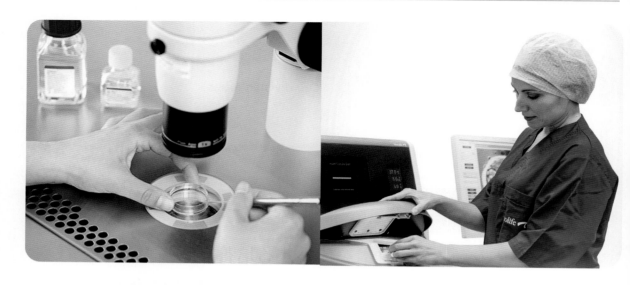

タイムラプス型インキュベーターや高濃度ヒアルロン酸含有培養液をはじめ、不妊治療分野の製品を提供する世界的なリーディングカンパニーです。

ヴィトロライフ社はスウェーデンに本社を置き、タイムラプス型インキュベーターや高濃度ヒアルロン酸含有培養液をはじめ、不妊治療・生殖医療分野において先進的な製品を提供する世界的なリーディングカンパニーです。不妊治療分野において、価値あるソリューションとサービスを提供することにより、治療成果を成功に導くために医療現場をサポートすることを使命としています。現在、全世界に約1000名の従業員を擁し、製品は世界100ヵ国以上で販売されています。

1994年の設立で、事業とサービスを拡大するために2009年3月にヴィトロライフ株式会社が日本で設立されました。生殖医療の要となる採卵針、培養工程で使用される培養液やインキュベーターほか各種機器などを販売している信頼ある、お馴染みの企業です。

生殖医療分野での提供製品

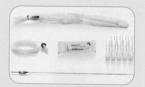

採卵針
卵子を吸引・採取

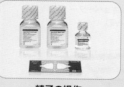

精子の操作
機能的な精子を選別

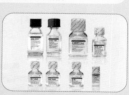

IVF用培養液とオイル
最適な操作と培養

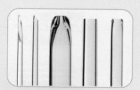

顕微鏡操作用ピペット
精密性・選択肢・
管理が必要不可欠

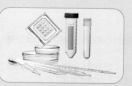

ラボウェア
品質コントロールされたプラスチック製ディスポーザブル製品

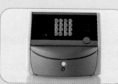

タイムラプスシステム
胚の自動連続撮影、画像データのAI分析による胚選択

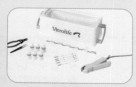

凍結保存
卵子や胚の凍結保存、融解

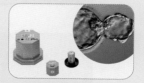

**Octaxレーザー＆
イメージングシステム**
IVFアプリケーション専用
モジュラー式レーザーシステム

ヴィトロライフ株式会社　　　　〒105-0011　東京都港区芝公園1-3-1　留園ビル2階
TEL: 03-6459-4437　URL: https://www.vitrolife.com/ja-jp/

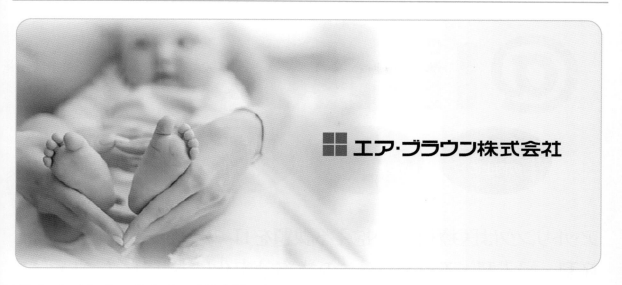

豊かな社会づくりに貢献したい。

　私たちエア・ブラウンは、英国にルーツを持つ技術専門商社として70余年、エレクトロニクス、自動車、化学、医薬、バイオなど各業界の技術革新への貢献を目指して、世界中の先端技術またそれらから生み出された商品・サービスを探索しお届けしてまいりました。近年では食料問題、少子高齢化時代への貢献を目指し、畜産・医療分野にも事業範囲を拡げ、活動地域は日本国内のみならず中国、その他アジア各国にまで拡大しています。

　2016年には生殖医療向け商品の取扱いを開始し、現在ではAHA用レーザー、精子・精液分析、SL-ICSI用紡錘体可視化システム、各種培養液など、先進的な商品・サービスを国内外の生殖医療機関にお届けし、それらが適正かつ効果的にご使用頂けるよう日々サポートを続けております。

　豊かな社会づくりに貢献したい、この想いのために私たちはチャレンジし続けます。

取扱商品例

当社の活動

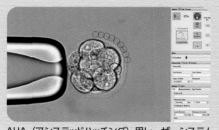

AHA（アシステッドハッチング）用レーザーシステム

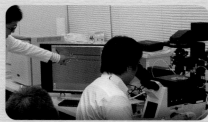

胚培養士向け技術ワークショップの開催

若手胚培養士の方々を対象とした技術ワークショップを開催し、培養室における基本的な手技向上のためのトレーニングの場を提供するとともに当社商品の適正かつ効果的な使用の推進を進めています。

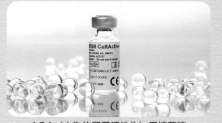

AOA（人為的卵子活性化）用培養液

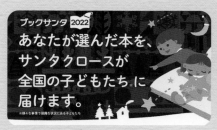

ブックサンタ活動

社会貢献活動の一環として、ブックサンタ活動に協賛し、厳しい環境にいる子どもたちや保護者の方々、子ども支援団体や児童福祉施設に対し書籍の寄付活動を行っております。

エア・ブラウン株式会社　　　　　　〒104-0061 東京都中央区銀座 8-13-1 銀座三井ビルディング 2F
　　　　　　　　　　　　　　　　　　TEL：03-3543-8831　**URL**：https://www.arbrown.com/

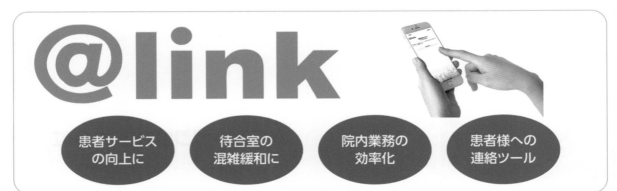

@link

- 患者サービスの向上に
- 待合室の混雑緩和に
- 院内業務の効率化
- 患者様への連絡ツール

アットリンクは医療機関の抱える課題を IT のチカラで解決します。
産科・婦人科・不妊センターの業務効率化はお任せください。

株式会社オフショアが提供する IT ソリューションのコンセプトは、「患者さまの満足を通じた医療の発展」です。その実現に向けて「また行きたくなる病院」「便利で快適な病院」といった患者さまの視点を反映させた IT ソリューションの提供を行っております。 私たちは従来の常識にとらわれることなく患者さまの QOL 向上に繋がる新たなサービスを提供し続けてまいります。

@link は、予約・受付システムを中心に周産期管理、マーケティング管理、患者さま向けサービスなどあらゆる ニーズにお応えできる、商品・ソフトをご提供させていただき、現在 700 件を超える全国の産婦人科でご利用いただいております。そして全国で産婦人科に通院中の患者さまの約 4 人に 1 人がアットリンクをご利用いただいております。

アプリ予約・アプリ呼出し
患者様がお持ちのスマートフォンで予約登録・その他機能がご利用いただけます。また、診察のお呼出しもアプリでの Push 通知でお知らせすることが可能です。

オンライン決済
オンラインによる決済をすることにより会計待ちの時間を軽減することが実現できる機能です。金銭の授受がなくなり、スタッフとの接触機会が削減できます。

検体期限管理
保管期限の管理を行うほか、更新が近づいた検体については患者様に対して更新案内メールを自動配信します。

オンライン動画配信サービス （WOVIE）
患者様がお持ちのスマートフォン・PC を利用した動画（静止画）情報提供サービスです。患者説明会や治療についての動画などをご自宅で閲覧して頂けます。

WEB 問診
事前に患者様へ問診を行う機能です。院内での問診記入時間を削減できます。ペーパレス化、問診票の用意や受け渡しでの接触の機会の削減ができます。

産後予後調査
はがきの送付から返信の管理まで、人手と時間をかけて行っている出産・予後調査をシステムで自動化、電子化することでスタッフ様の負担を軽減します。

エコー動画配信サービス （Echo Diary）
撮影したエコー動画をいつでもどこでも閲覧・ダウンロードができるサービスです。
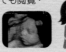

 アットリンク [検索]

お問合せフォームはこちら→

株式会社オフショア
https://www.offshore-inc.co.jp

神戸本社　〒651-0096 兵庫県神戸市中央区雲井通 4-2-2 マークラー神戸ビル 6F
TEL：078-241-1155

東京オフィス　〒104-0031 東京都中央区京橋 3-14-6 齋藤ビルヂング 8F
TEL：03-6228-7722

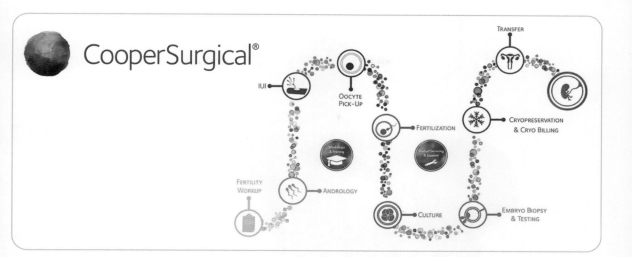

体外受精に欠かせない培養液から遺伝子検査、設備機器まで多くのソリューションをもつ会社です。

オリジオ・ジャパン株式会社は婦人科系・不妊治療領域を専門とするグローバル企業である米国 CooperSurgical(CSI) の日本法人です。不妊治療領域の包括サプライヤーとして、ART（高度生殖補助技術）の全プロセスをカバーする製品やサービスを提供しており、多くの不妊治療施設でオリジオ製品・サービスをご利用いただいています。

充実したポートフォリオで不妊に悩むカップルのニーズに応え、一人でも多くの赤ちゃんが元気に誕生し、多くの女性が健康に過ごせる世界を実現するため、サポートを行ってまいります。

CooperSurgical だけのユニークな製品や遺伝子検査サービスを提供しています。

GM-CSF 含有胚移植メディウム

妊娠に関わるサイトカイン、GM-CSF を含有する胚移植用メディウムを使うことで、胚のコンディションを整え、妊娠を継続させる力を引き上げます。

PICSI 製品

ヒアルロン酸に結合する、染色体異数性や DNA 断片化の可能性が低い精子を選択することで、ICSI における培養成績・臨床成績の改善に役立ちます。

遺伝子検査サービス

CooperGenomics は生殖遺伝子検査のパイオニアで、着床前診断遺伝子検査の世界最大の検査施設です。人工知能（AI）やビッグデータを用いた当社の革新的な解析プラットフォームによる染色体胚異数性検査（PGT）や、独自のプラットフォームを使用した子宮内膜胚受容期検査は患者様に良好な成果をより多くもたらすことを目指します。

あらゆるプロセスにソリューションを提供します。

品質管理	採卵	精子調整と IUI	受精	培養	バイオプシー	凍結融解	胚移植

オリジオ・ジャパン株式会社　　　　〒 231-0021 神奈川県横浜市中区日本大通 11 横浜情報文化センター 4F
TEL：045-319-6580（代表）**URL:https://coopersurgicalfertility-jp.com/**

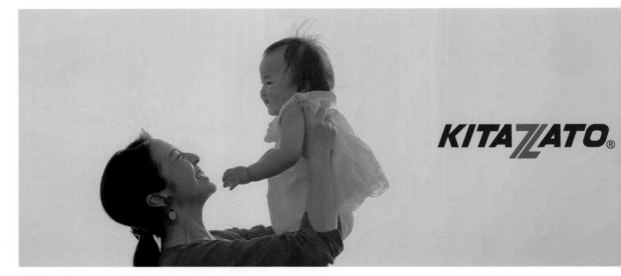

簡単で安全、生存性の高い卵子・受精卵の凍結保存
Happiness, for the Next Generations

北里コーポレーションは、卵管検査、人工授精、体外受精、細胞凍結保存などの不妊治療をトータルでサポートする医療機器をはじめ、培養液の製造開発に携わっています。

製品は、ガラス化凍結、針、カテーテル、ピペット、メディウム、機器の6つのカテゴリーからなり、なかでも卵子を採取する針、受精卵を育てるメディウム、受精卵を子宮内に戻すカテーテルは、治療においては必要不可欠です。患者様にとって身体的な負担が少なく、効果的で結果が期待できるよう、常に医療従事者と検討を重ね、開発後も更に優れた製品へと育てていく努力をしております。ガラス化凍結、ピペットおよび機器も同様に、不妊治療で1%でも妊娠の可能性が高まるよう製品づくりに励んでいます。

数ある製品の中でも、特にガラス化凍結に用いられる保存機器の「クライオトップ」は当社の代表する製品で、これを用いることで胚培養士であれば誰もが卵子・受精卵を安全かつ簡単に生存性の高い凍結保存結果へと高めることができるようにな

りました。これにより今までの不妊治療プログラムが大きく変わり、凍結保存した卵子・受精卵の生存性は、ほぼ100%になったため、女性から卵子を採取するために採卵針を用いて何回も穿刺することなく、1度に卵子を複数個採取して凍結保存することで、医療事故の軽減や患者様の精神的負担、また経済的なコスト削減にもつながります。

この実現は世界中の研究者の協力にも恵まれたからこそできたことですが、当社の持つ研究開発力も重要な役割を果たしています。その上でヨーロッパ、アジア、アメリカなど120カ国に供給する大きな販売網が実績を生み出しています。

これからも私たちは、各国の大学機関や大規模な民間不妊クリニックおよび民間研究機関とともに研究開発を行うという基本方針で、国内外での特許も考えながら製品開発や研究をさらに進め、社会に役立ち、生殖医療の未来に貢献できる企業であり続けたいと考えています。

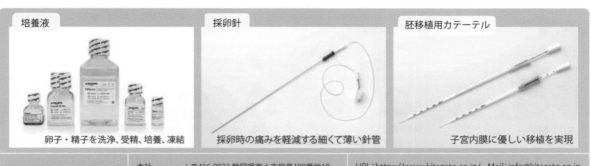

培養液　　卵子・精子を洗浄、受精、培養、凍結

採卵針　　採卵時の痛みを軽減する細くて薄い針管

胚移植用カテーテル　　子宮内膜に優しい移植を実現

株式会社北里コーポレーション　本社：〒416-0932 静岡県富士市柳島100番地10　　URL：https://www.kitazato.co.jp/　Mail：info@kitazato.co.jp
東京オフィス：〒105-0012 東京都港区芝大門一丁目1番8号　　TEL：0120-457-454　Fax：0120-111-471

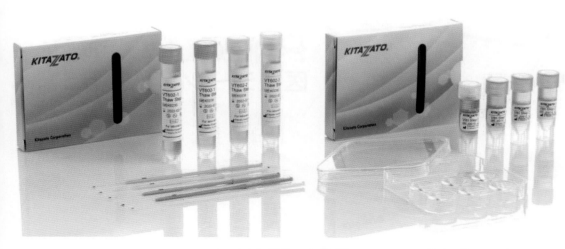

北里検査センター

精子の質をより詳しく知りたい方へ

精子クロマチン構造検査、抗酸化力検査で
精子の質をしらべてみませんか?

精子の頭にはDNAが詰まっている

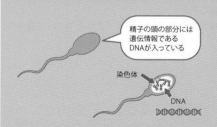

精子の頭の部分には遺伝情報であるDNAが入っている

DNAは長いひも状の物質で、切断されてしまうと、正しい遺伝情報が保てず精子としての役割を果たせなくなってしまいます。

正常なDNA

切断されたDNA

精子DNAと不妊の関係性

人によって、DNA が傷ついている精子の割合は異なります。
精子運動率や濃度が良好であっても、DNA が傷ついている精子の割合が多いと自然妊娠や人工授精による妊娠の可能性が低くなることや、流産率が高くなることが報告されています。精子の DNA の質は不妊治療の結果に影響しているかもしれません。

精子のDNAが傷つく原因

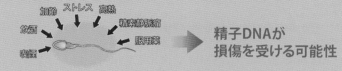

加齢　ストレス　高熱　精索静脈瘤　飲酒　服用薬　喫煙

→ 精子DNAが損傷を受ける可能性

精子の質の改善方法例

生活習慣の見直し　　手術（精索静脈瘤）　　抗酸化サプリメントの利用

このような患者様にお勧めしております

・IUI、体外受精の選択を迷っている　　・生活習慣改善やサプリメントの効果を確認したい
・喫煙者　　・疾患の治療中　　・2ヶ月以内に高熱がでている
・生殖器の感染症既往歴がある　　・精索静脈瘤

※全国の不妊治療施設で検査を受けることができます。通院されている施設にて検査が実施できるかについては、ご担当医にお尋ねください。

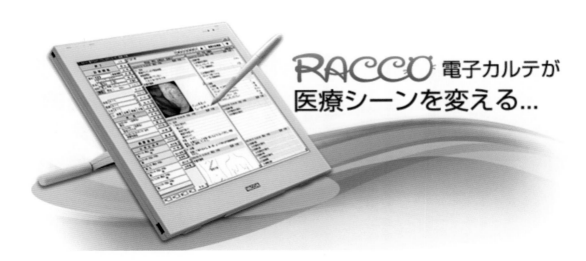

RACCO 電子カルテが
医療シーンを変える…

システムロードは電子カルテシステムを
中核技術として独創的な医療 IT を提供しています。

　私たちの提供するシステムは、基幹となる電子カルテシステムと ART 管理システムによる記録やチャート・オーダ機能などの充実からクラウドによる BBT 記録、問診など、さまざまなシステムをトータルコーディネートすることで統合医療情報の構築を実現します。

　例えば、超音波の画像や数値データ、顕微鏡の画像や動画、ホルモン検査の結果、予約システムや自動精算機にいたるまで全体の機器やシステムをシームレスに連携していきます。

　また、電子カルテ化するとコンピュータへの入力が手間となり、患者様のことを見なくなると心配されるドクターの声をよく耳にしますが、RACCO 電子カルテなら従来の紙カルテのイメージをそのままに、見やすさを追及した診療録画面になっています。そのため理解しやすく、患者様の視点に立ったインフォームド - コンセントを実現することができます。患者様と一緒に画面に向かって説明することで、患者様と時間と情報を共有することは、より確かな信頼を築きあげていきます。

　そして、説明に使用したシェーマは、その場で印刷して患者様に渡すことも可能です。

　このような医療シーンが RACCO 電子カルテによって始まります。

電子カルテの患者様メリット

1. 受付から会計までの時間が短縮

紙カルテでは、スタッフが必要なカルテをカルテ倉庫から運んでいました。電子カルテはパソコンで開くだけなので、患者様をお待たせすることがなくなります。

2. 診療内容が充実

紙カルテでは、過去の検査結果や診療記録を探すのに時間がかかりましたが、電子カルテには検索機能があるので、過去の検査結果や診療記録を短時間で探せます。しかも見やすく、グラフなどにして表示することも可能です。患者様にわかりやすく説明することが可能になります。

3. 医療の安全の向上

従来は人によって行われていた安全確認ですが、電子カルテにはそうしたシステムが組み込まれているので、二重に安全確認ができるようになりました。

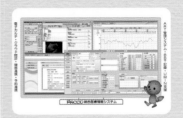

RACCO 電子カルテ
Road Applications : Core Competence and Originality

RACCO 統合医療情報システム

見慣れた紙カルテの見栄えをそのままに、いかに使いやすく業務をスムーズに行いながら、患者様に喜ばれるかを追求しました。
　患者様に画面を見せながら説明し、そのまま印刷をして患者様に渡す事ができます。

システムロード株式会社　　〒 104-0033　東京都中央区新川 1-3-3　グリーンオーク茅場町
TEL:03-3553-9812　URL: https://www.road.co.jp/

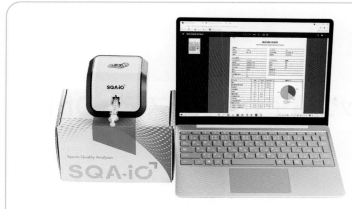

超小型精子特性分析機 SQA-iO

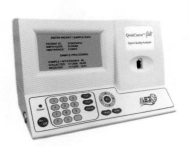

SQAクイックチェック

株式会社ジャフコは、精子特性分析機の
リーディングカンパニーです。

　1987 年に精子特性分析機 SQA の開発者の一人と知り合ったことが日本の不妊治療の現状に目を向けるきっかけになり、それから 25 年以上に渡って精子特性分析機 SQA と共に歩んで参りました。

　近年、少子高齢化や出生率の低下が TV や新聞、雑誌などでも話題を呼び不妊症も注目を集めております。

　また男性の精子が減ってきているということもマスコミに取り上げられることが多くなり、結婚前に彼の精子を測ってもらいたいという女性側の両親からの依頼まで聞かれるようになりました。

　現在の日本では 10％のご夫婦が不妊症で悩んでいるというデータもあります。その不妊原因の約半数を占める「男性不妊」の検査である「精液検査」は未だに顕微鏡で精子数を数え、奇形率や運動率を求めるという昔からの方法に頼っています。

　しかし、数千万という数の動いている精子を数えるには検査技師の熟練度と時間を必要とし、得られたデータも測定者の主観や疲労度、経験によって大きく変ってしまうことが指摘されています。

　株式会社ジャフコでは、YO（家庭用精子計測キット）から専門クリニックや、研究機関向けの SQA VISION まで、幅広い分野に対応した精子特製分析機を取り揃えております。

不妊治療施設で活躍

　精子特性分析機 SQA（Sperm Quality Analyzer）はイスラエルで開発され、短時間で精子検査ができる機器として、日本生殖医学会や日本受精着床学会など多くの学会で研究発表が行われており、その度に大変話題を呼んでいます。

　特に顕微鏡では見ることができない平均精子速度や高速直進運動精子濃度：PMSC(a)、SMI(Sperm Motility Index)など、精子の受精能力の予測に有用なデータが得られることが特徴です。

　顕微鏡を使って人の目で精子数、運動精子数などをカウントする従来の検査法は、検査技師、培養士の経験や技術の差など

からばらつきもありますが、『SQA-V』で測定した場合には、測定者も施設間の差もなく検査データをまとめることができます。海外での導入施設は 4000 件を超え、国内では、国公立大学病院や不妊治療専門クリニックだけでなく、一般産婦人科、泌尿器科、製薬メーカーなどの約 300 件の導入実績があります。

精液特性分析レポートの内容

1. 精子濃度　2. 運動率　3. 正常形態率　4.SMI（精子自動性指数）2a. 高速前進運動率　2b. 低速前進運動率
2c. 非前進運動率 2d. 不動率　5. 運動精子濃度
6a. 高速前進運動精子濃度　6b. 低速前進運動精子濃度
7. FSC（機能精子濃度）　8.Velocity（平均精子速度）

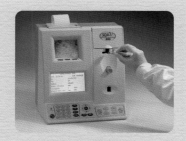

精子特性分析機 SQA-V

株式会社ジャフコ

WEBSITE →

株式会社ジャフコ　　〒 154-0012　東京都世田谷区駒沢 1-17-15　3F
TEL: 03-5431-3551　URL: http://www.jaffcoltd.com/

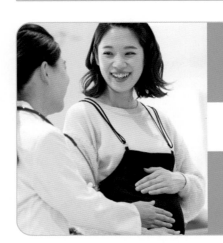

その進化は「使いやすさ」とともに。

匠シリーズ

タック電子カルテシステム Dr.F

周産期
施設向け

不妊治療
施設向け

製品サイト
はコチラ ▶

タック電子カルテシステム Dr.F は産婦人科・不妊治療施設特有の業務に特化しています。
外来から入院までトータルにサポートいたします。

　タック株式会社は、「産婦人科・不妊治療」の他「健康診断」「リハビリテーション」「メンタルヘルスケア」という専門性の高いヘルスケア分野で、各種製品サービスをご提供しています。昨今の急速な少子高齢化、人生100年時代の到来という社会的潮流において、医療機関のDX（デジタルトランスメーション）を実現いたします。

　タック電子カルテシステム Dr.F が不妊治療施設において、最も好評を博している機能が「不妊治療カレンダー」です。不妊治療一覧からは周期ごとの治療経過を、さらに周期の治療履

歴も簡単に把握ことができるのが特長です。

　開発当初より「使いやすい、見やすい」をコンセプトに作り上げたタック電子カルテシステムは、医師・患者様の双方に見やすい画面で、患者様へのより良いサービスの一助となっております。今後もお客様・現場の声を大切に、あったらいいな、を実現すべく年に1回以上のレベルアップを実行して参ります。常に陳腐化しないシステムを目指し「その進化は使いやすさとともに」をコンセプトに成長を続けております。

タック電子カルテシステム Dr.F が選ばれている 3つの理由

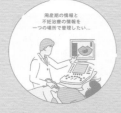

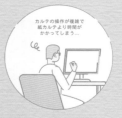

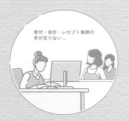

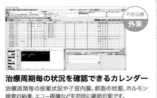

治療周期毎の状況を確認できるカレンダー
治療周期毎の投薬状況や子宮内膜、卵胞の状態、ホルモン検査の結果、エコー画像などを同時に確認可能です。

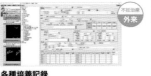

各種培養記録
採卵記録、移植記録、培養観察記録、凍結記録、胚融解胚観察記録などを作成可能です。

産婦人科に特化
不妊治療にも対応

紙カルテでは、スタッフが必要なカルテをカルテ倉庫から運んでいました。電子カルテはパソコンで開くだけなので、患者様をお待たせすることがなくなります。

操作性・使いやすさ◎
圧倒的に業務がはかどる

多くの医療系システムを手掛けたタックならではのノウハウが詰まった電子カルテシステム。業務がはかどる操作性・使いやすさが魅力です。

他社システムとの連携が充実
院内の業務効率化を促進

産婦人科特有の様々な機器との連携が可能。診療予約システムや医事会計システムとの連携も可能で、業務全体の大幅な効率化が見込まれます。

タック株式会社

〒503-0803　岐阜県大垣市小野4丁目35番地12
TEL: 0584-75-6501　URL: https://www.taknet.co.jp/karte/

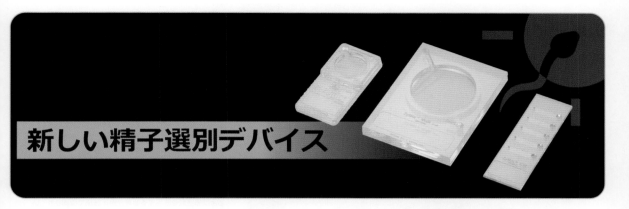

新しい精子選別デバイス

「１人でも多くの人を救いたい」という創業者の意志のもと、医療機器の輸入販売を精力的に行っています。

東機貿は『1人でも多くの人を救いたい』という創設者の意志のもと、1955年設立以来、医療機器の輸入販売を行なっております。創設者・佐多保之の祖父である桜井郁二郎は、日本最初の産婆学校と産婦人科専門医院を設立した医師であることから産婦人科領域に縁が深い会社です。

1986年にクックメディカル社と代理店契約を行い、体外受精関連の製品としては日本で初めて輸入承認を取得しております。2019年には、新しいマイクロ流体技術を用いた精子調整関連製品の販売を開始しました。近年注目を浴びておりますが、精子処理方法は体外受精が始まって以来、ほとんど変化がありませんでした。マイクロ流体技術を用いた新しい精子処理の製品は、遠心分離せずに精子を回収することができます。

今後も、さらなる不妊治療の医療向上に協力することを目指し、『体外受精』の製品を弊社が代理店として日本市場に提供していきたいと考えております。

また、体外受精のみならず、産科分野の製品も強化しています。体外受精から産科関連製品まで、生命の誕生に関わる製品を扱うため、企業倫理の確立が不可欠であります。弊社は、外部講師による研修会や社内研修により、社員一人ひとりが倫理意識の向上に常に努めています。

ZyMot スパームセパレータ ／ 不妊治療における精子選択の重要性

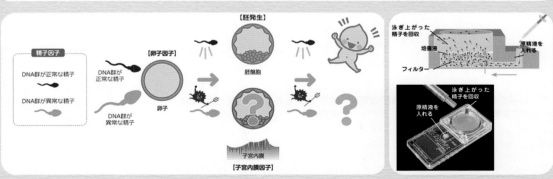

精子によって卵子に運ばれる父親の遺伝情報＝DNAは、母親のDNAと融合して子供のDNAを形成します。生児獲得率に影響する因子は卵子、精子、着床する子宮の状態が強く関連づけられています。

もし、DNAに異常を持つ精子が卵子と受精してしまうと、その後の胚発生と生児獲得の両方に負の影響を及ぼす可能性があります。DNA異常を持つ精子がART成績の低下を招かないよう、治療においてはどのように最適な精子を選択するかが重要です。

株式会社 東機貿　　　　〒106-8655 東京都港区東麻布 2-3-4
TEL: 03-3586-1421　URL: https://www.tokibo.co.jp

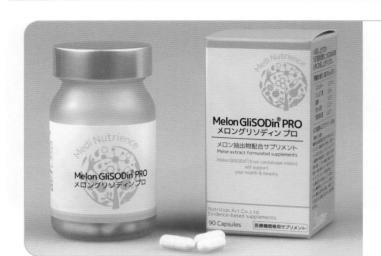

メロングリソディン プロ
過剰な活性酸素の影響が気になる方に

着床でお悩みの女性・サビが気になり元気がない男性に

　主原料・メロングリソディンは、南フランス産の通称「腐りにくいメロン」に豊富に含まれる抗酸化酵素 SOD を活用して生まれました。生体内の抗酸化酵素を誘導し高めるという画期的なメカニズムを有します。抗酸化酵素は、通常の抗酸化物質に比べて、100 万倍以上の抗酸化力を発揮すると言われています。

　人工授精治療との併用で妊娠率の向上、子宮内膜厚、および卵胞数を改善する効果が臨床試験で確認されています。

アンチエイジング理論に基づく不妊サポートサプリメント
元気で健康なお子さまの妊娠・出産を望むお二人のために。

　私たちニュートリション・アクトは、究極の健康をめざし、様々なニュートリション（栄養）関連の事業を行っております。1993年の創業以来、科学的な裏付けや品質を重視した原材料の販売、機能性食品や化粧品の開発に加え、特定保健指導やセミナーの実施など、皆様の究極の健康に貢献できるよう取り組んで参りました。

　そして現在、私たちは医療現場においても、確かな科学的裏付けがあり、安全に安心してお使いいただけるサプリメントをお届けし、患者様の健康に貢献できるよう取り組んでいます。不妊でお悩みの方の妊娠・出産の手助けができるサプリメントとしてもご提供しております。

　不妊の原因は様々考えられますが、近年は晩婚化による出産の高齢化、つまり加齢（エイジング）の影響もそのひとつだと言われています。そこから、卵子に対するアンチエイジング、精子や精巣へのアンチエイジングが注目されています。弊社では、この問題に立ち向かえるよう、細胞レベルのアンチエイジング理論に基づいた**3つの医療機関専用サプリメントをラインナップしております。**

　特長は、ヒトが本来持っている機能にアプローチすることで、安全かつ高機能をかなえていることです。妊娠しやすい体づくりをサポートし、不妊治療の効果を高めることが期待できます。不妊サポートサプリメントとして、是非ご活用下さい。

オレアビータ プロ
ミトコンドリアの衰えが気になる方に

卵子の質でお悩みの女性　運動機能の衰えが気になる男性に

　主原料・オレアビータは、ルイパスツール大学の研究をもとに、400 種類以上の植物エキスを選別し開発された特別なオリーブ葉エキスです。細胞膜に存在する受容体 TGR-5 を刺激し、ミトコンドリアを増殖・活性化することが確認されています。

　卵子・精子の老化に大きく関係するミトコンドリアに働きかけ、活力アップすることで、加齢による不妊の改善効果が期待できます。

エーシーイレブン プロ
加齢による影響が気になる方に

流産でお悩みのご夫婦　35 歳以上のご夫婦に

　主原料・エーシーイレブンは、DNA 研究の世界的な権威 Dr. Pero による 30 年以上にわたる研究から生まれました。南米アマゾンで 2000 年以上前から感染症治療などに用いられてきたキャッツクローの樹皮から、有効成分を抽出しました。ヒトが生来持つ DNA 修復機能を促進することが確認されており、FDA（アメリカ食品医薬品局）でクレームが初めて受理されました。

　DNA 損傷が不妊にも関わっているとする研究が報告されています。エーシーイレブンには、**DNA 修復促進による不妊改善**が期待できます。

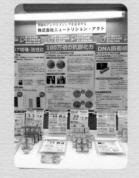

生殖医療関連の学会にも出展しております。

株式会社ニュートリション・アクト

〒104-0061　東京都中央区銀座一丁目 13 番 15 号 ダイワロイヤル銀座ビル 3F
TEL: 03-3538-5811　URL: https://www.nutrition-act.com

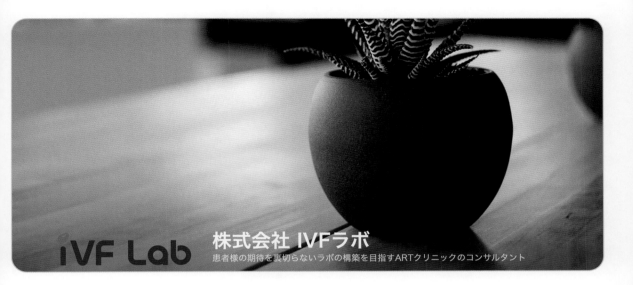

IVF Lab　株式会社 IVFラボ
患者様の期待を裏切らないラボの構築を目指すARTクリニックのコンサルタント

私たち IVF ラボと共に患者様の期待を裏切らない 培養室の構築を目指しましょう。

　IVF ラボは、2019 年に「患者様の期待を裏切らないラボの構築」を目指す ART クリニックの支援を目的に設立されたコンサルタント会社です。代表は、胚培養士として 30 年以上のキャリアを持つ武田信好で、「胚にとって何が有益か?今考えられることはすべてやってみよう!」の考えを大切に、生殖医療の要となる培養室・ラボ業務を根幹から掘り下げて考えていく機会を提供します。

　そして、質の高いラボから患者様に好成績で答えることのできる ART クリニックへとさらに進化するようパートナーとして全力を尽くしてまいります。

ART クリニックへのコンサルタントで何をしてくれるの?

　培養室長・スタッフと共に、これまでの様々な経験やノウハウを活かして融合することで、改善・進展をお手伝いします。

● 培養室のポテンシャルを最大限に生かす
種々の機器や資産を管理することで何ができるのかを明確にし、クオリティーアップへの戦略を模索する

● 技術の昇華へ向けた戦略
ラボのクオリティー評価を明瞭にし、目指す目標を明確にする

● 人材育成プログラムと新技術の導入
新人教育とスタッフのレベル向上およびモチベーションアップを計る

● 培養士の行う患者様説明の向上
患者様への説明についてベストな方法を学会会告と医療法の観点から模索する

● ヒューマンエラーと安全対策の攻略
安心安全な医療について、一緒に考えていく

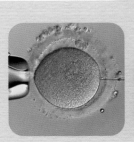
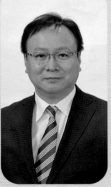

株式会社 IVF ラボ　　〒112-0002　東京都文京区小石川 5-10-4 ヒルトップ小石川 102
TEL: 03-3815-8128　URL: https://ivf-laboratory.com/

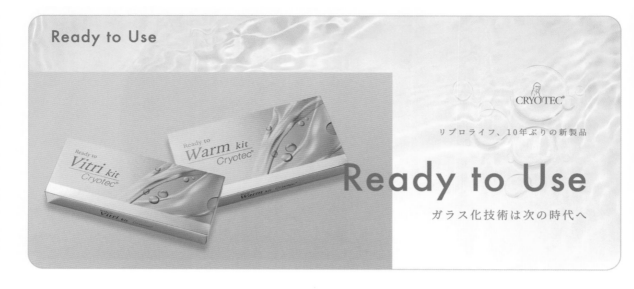

新製品「Ready to Use」ガラス化技術は次の時代へ！

　リプロライフは創業以来、「ひとりでも多くの不妊患者様を救いたい」という創業者の想いとともに歩んでいます。世界中の患者様、そして医療従事者の皆様の幸せを願い開発されたクライオテック法は、世界中で数多くの生命誕生を胚の凍結技術を通して

お手伝いしてきました。

　このクライオテック法に新シリーズ「Ready to Use」が登場いたしました。

　これにより凍結ガラス化技術は次の時代へと飛躍します。

新たに進化した 3 つの要素

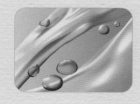

高機能ガラス化液

超高粘度・ガラス化形成能のガラス化液です。

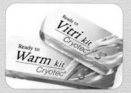

医療用ブリスターパック

ひとつひとつの溶液を分注する際のコンタミ（異物混入や汚染）リスクをなくします。

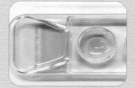

新形状加温プレート

加温液（TS）ウェルの形状を一新、凍結した胚を融かす操作に最適な温度を保ちます。

Ready to Use 代表的なメリット

01 新開発、高性能ガラス化液の導入により操作時間が短くなる

02 安全性の高い溶液により浸漬時間制限がなくなる

03 即ガラス化・即融解で準備と手順の簡便化

卵子・胚にとって…

・胎外の環境での操作時間が短くなるため、外部からの影響が少なくなる。

・培養士への時間制限のプレッシャーが減り、しっかりと観察しながら操作できる。

・過度な浸透圧変化を避けられるため、ダメージが少ない。

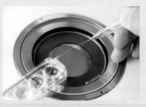

株式会社 リプロライフ　　〒160-0022 東京都新宿区新宿 2-5-3　AM ビル 9F
TEL: 03-5925-8937　URL: https://reprolife.jp/

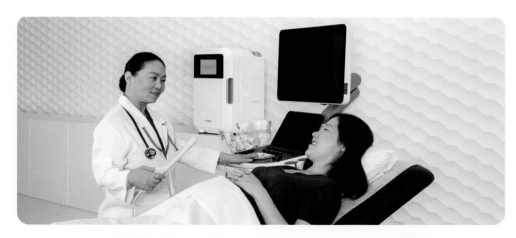

生殖補助医療では感染対策も重要です

生殖補助医療では超音波診断装置を使った検査や処置が不可欠です。
特に採卵は感染リスクが高く、経腟超音波プローブなどの医療機器を介した患者間の交差感染対策が必要です。
超音波プローブ自動高水準消毒trophon2は安心・安全な生殖補助医療の提供をサポートします。

trophon2は約30の生殖補助医療関連施設でご使用頂いております (2023年1月現在)

導入頂いているご施設からの声

● **スズキ記念病院** （宮城県岩沼市）

採卵を一例終了する都度trophon2で超音波プローブを消毒し、
患者様とスタッフを目に見えない感染リスクから守っています。

● **木場公園クリニック** （東京都江東区）

最高の治療技術を、最高の安全・安心とともに提供したい。
経腟超音波プローブの高水準消毒は、もはや常識です。

● **おち夢クリニック名古屋** （名古屋市中区）

trophon2を活用した超音波プローブの感染対策は、
治療の衛生面に配慮でき、不妊治療のみならず産婦人科や
他の医療分野でも必須になるでしょう。

● **HORACグランフロント大阪クリニック** （大阪市北区）

生殖補助医療にも国際水準の品質管理が求められますが
その一環として、超音波プローブの高水準消毒は欠かせません。

● **春木レディースクリニック** （大阪市中央区）

患者様に安心して検査や治療を受けていただけるよう、徹底し
た衛生管理を実施しています。一日に2回、trophon2で
超音波プローブを消毒しています。

● **アイブイエフ詠田クリニック** （福岡市中央区）

心と体を思いやる治療を目指し、より安全な医療を提供するために
trophon2を活用しています。

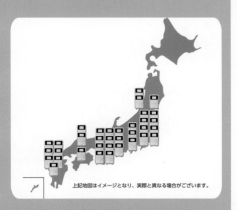

上記地図はイメージとなり、実際と異なる場合がございます。

trophon2
超音波プローブ自動高水準装置

詳しくはWebサイトをご参照ください。
URL:https://www.nanosonics.jp/
products/trophon-2

nanosonics
Infection Prevention. For Life.
ナノソニックスジャパン株式会社

〒151-0051 東京都渋谷区千駄ヶ谷 5-27-3 やまとビル 8F
☎カスタマーコールセンター: 03-6772-8080　URL: https://www.nanosonics.jp/

体外受精実施施設　全国リスト 2022.4〜2023.2 調査

Hospital & Clinic list ／ 診療項目入＋一覧紹介

診療 15 項目 実施状況

アンケート回答施設

　不妊治療（体外受精）のオプション診療を 15 項目選び、今回のアンケートで回答をいただいた施設様のご協力を得て、その実施状況（診療可能なもの）を一覧にしましたので、参考にご覧下さい。15 項目の診療は以下になります。
　これら診療を必要とするときの病院チェックにもなるでしょう。

● **PICSI**（ヒアルロン酸を用いた生理学的精子選択術）

　胚移植後に反復して流産を認めたもの、あるいは奇形精子を伴うものに対し、ヒアルロン酸と結合している精子を選別して ICSI に用いる

● **IMSI**（強拡大顕微鏡を用いた形態学的精子選択術）

　1 回以上の体外授精を実施しても受精卵や移植可能胚を得られず、性状不良精液（精子）所見　A）精子濃度：1mL あたりの精子数 3000 万未満、B）運動率：40% 未満、C）クルーガーテスト：正常形態精子率 3% 未満、D）精子 DNA 断片化：30%以上のうち、2 つ以上を満たしており、顕微授精の実施が必要と判断されたものに対し、強拡大顕微鏡を用いて精子を選択する

● **タイムラプス**（タイムラプス撮像法による受精卵・胚培養）

　胚移植を必要とし、胚培養を行うときに、培養器に内蔵されたカメラで培養中の胚を一定間隔で撮影し、培養器から取り出すことなく培養し、評価ができる

● **ERA**（子宮内膜受容能検査1）

　これまで反復して着床・妊娠に至らないものに対し、子宮内膜が胚の着床に適した時期を調べる検査

● **ERPeak**（子宮内膜受容期検査2）

　これまで反復して着床・妊娠に至らないものに対し、子宮内膜が胚の着床に適した時期を調べる検査

● **EMMA ／ ALICE**（子宮内細菌叢検査1）

　これまで反復して着床・妊娠に至らない慢性子宮内膜炎の疑いのあるものに対し、その菌の特定と子宮内の細菌叢の状態を調べる検査

● **子宮内フローラ検査**（子宮内細菌叢検査2）

　これまで反復して着床・妊娠に至らない患者のうち、慢性子宮内膜炎が疑われるもの、または難治性細菌性腟症を調べる検査

● **子宮内膜スクラッチ**（子宮内膜擦過術）

　これまで反復して着床・妊娠に至らないものに対し、子宮内膜にわずかな傷をつけ、内膜の修復を促し着床に適した環境に整える

● **SEET 法**（子宮内膜刺激術）

　過去の体外受精治療において、何度か移植したものの着床または妊娠に至っていない場合などで、移植予定の2日前に胚培養中の培養液を子宮内に注入し、着床環境を整える効果を期待し、胚盤胞まで育った胚を移植する方法

● **二段階胚移植法**（二段階胚移植術）

　受精後 2 〜 3 日目の胚（初期胚）と 5 〜 6 日目の胚（胚盤胞）を、一回の移植周期に移植日をずらして移植する方法。SEET 法と同様に、胚の代謝産物が子宮内膜を整えて着床率を上げることを期待した移植方法

● **タクロリムス投与療法**（反復着床不全に対する投薬）

　着床不全に対する免疫抑制薬を用いた治療。胚は精子と卵子から成る細胞で、母体側からすると半分は非自己となり、異物と捉えられ攻撃されてしまうことがあるため、攻撃する細胞が多い場合はタクロリムスという薬剤を利用し、免疫のバランスを整えた上で移植を行う

● **PGT**（着床前遺伝学的検査）

　体外受精で得られた胚盤胞の染色体を網羅的に調べる検査。体外受精胚移植の不成功の経験がある、流産を繰り返すなどのカップルを対象に、日本産科婦人科学会による認定を受けた病院、クリニックで受けることができる。検査で問題のない胚を移植することで、流産を減らし、移植あたりの妊娠の可能性を高めることが期待される

● **PRP**（多血小板血漿）

　再生医療のひとつで、患者さん本人の血液から抽出した高濃度の血小板を子宮内や卵巣に注入する方法。体外受精において、何度も良好な胚を移植するにも関わらず、なかなか妊娠しない人などを対象に、子宮を着床しやすい環境に整える効果がある子宮内注入法と、卵巣機能の低下からなかなか卵胞が発育しない人などを対象にした卵巣注入法がある

● **不育症検査**

　妊娠はするけれども、流産、死産などを 2 回以上経験する場合を不育症といい、妊娠が継続できないリスク因子の有無を調べ、次回の妊娠に備える。リスク因子には、血液凝固異常や免疫異常などがある

● **不育症治療**

　不育症検査でリスク因子が見つかった場合、それに応じた治療を多くの場合は妊娠してから、または妊娠の可能性があるときから開始しますが、甲状腺の問題や糖尿病などの場合は妊娠前の治療も重要となる

● **その他**（凡例以外の診療がある場合）

全国体外受精実施施設一覧
124p 〜

113

取り扱いのある診療 15 項目一覧

	クリニック名	住所	診療項目 / TEL	PICSI	IMSI
北海道・東北	さっぽろ ART クリニック n 24	札幌市北区北 7 条西	011-700-5880	—	—
	手稲渓仁会病院	札幌市手稲区前田 1 条	011-681-8111	—	—
	札幌医科大学附属病院	札幌市中央区南 1 条西	011-611-2111	—	—
	森産科婦人科病院	旭川市 7 条	0166-22-6125	—	—
	エフ . クリニック	青森市浜田	017-729-4103	—	—
	レディスクリニックセントセシリア	青森市筒井八ツ橋	017-738-0321	—	—
	清水産婦人科クリニック	秋田市広面	018-893-5655	—	—
	仙台 ART クリニック	仙台市宮城野区名掛丁	022-791-8851	●	—
	いちかわクリニック	福島市南矢野目	024-554-0303	—	—
	アートクリニック産婦人科	福島市栄町	024-523-1132	—	—
関東	那須赤十字病院	大田原市中田原	0287-23-1122	—	—
	自治医科大学附属病院	下野市薬師寺	0285-44-2111	—	—
	上条女性クリニック	高崎市栗崎町	027-345-1221	—	—
	いまいウィメンズクリニック	前橋市東片貝町	027-221-1000	●	●
	永井マザーズホスピタル	三郷市上彦名	048-959-1311	—	—
	ウィメンズクリニックふじみ野	富士見市ふじみ野西	049-293-8210	●	—
	高橋ウィメンズクリニック	千葉市中央区新町	043-243-8024	●	—
	千葉メディカルセンター	千葉市中央区南町	043-261-5111	●	—
	おおたかの森 ART クリニック	流山市おおたかの森西	04-7170-1541	●	—
	津田沼 IVF クリニック	船橋市前原西	047-455-3111	—	—
	パークシティ吉田レディースクリニック	浦安市明海	047-316-3321	—	—
	そうクリニック	四街道市大日	043-424-1103	●	●
	東邦大学医療センター佐倉病院	佐倉市下志津	043-462-8811	—	—
	日吉台レディースクリニック	富里市日吉台	0476-92-1103	—	—
	神田ウイメンズクリニック	千代田区神田鍛冶町	03-6206-0065	●	—

タイムラプス	ERA	ER Peak	EMMA／ALICE	子宮内フローラ検査	子宮内膜スクラッチ	SEET法	二段階移植法	タクロリムス投与療法	PGT	PRP	不育症検査	不育症治療
－	●	●	●	●	●	－	－	●	－	－	●	●
－	－	－	－	●	－	－	－	－	●	－	●	●
●	－	－	－	－	●	●	●	－	●	－	●	●
－	●	－	●	－	－	－	●	－	－	－	●	－
●	●	－	●	－	－	－	－	●	●	●	●	●
●	－	－	－	－	－	●	●	－	－	●	●	－
●	●	－	●	－	●	●	●	－	●	●	●	●
●	●	－	●	－	●	●	●	●	●	●	●	●
－	－	－	－	－	●	－	－	－	－	－	－	－
●	●	－	●	－	●	－	－	－	－	－	●	●
－	●	－	－	－	●	－	●	－	－	－	●	●
●	●	－	●	－	－	－	－	－	－	－	●	●
－	－	－	－	－	●	－	－	－	－	●	●	●
－	●	－	－	－	●	●	●	●	－	●	●	－
●	－	－	－	－	－	●	●	－	－	－	●	－
●	●	－	●	－	●	●	－	－	●	●	●	●
●	－	●	●	●	●	－	－	－	●	●	●	●
●	●	－	●	●	●	－	－	－	－	－	●	●
●	●	－	－	●	－	－	－	●	●	●	●	－
－	●	●	●	●	－	●	●	●	－	－	－	●
－	－	－	－	－	－	－	●	－	－	－	●	－
－	●	－	●	●	－	●	－	－	－	－	－	－
－	－	－	－	－	－	－	－	－	－	－	●	－
－	●	－	●	●	－	－	－	－	●	●	●	●
－	●	－	●	●	●	●	●	●	●	●	●	●

※先進医療として診療しているかは直接各施設にお問い合わせください。

取り扱いのある診療 15 項目一覧

<table>
<tr><th></th><th>クリニック名</th><th>住所</th><th>診療項目 /
TEL</th><th>PICSI</th><th>IMSI</th></tr>
<tr><td rowspan="26">関東</td><td>Natural ART Clinic 日本橋</td><td>中央区日本橋</td><td>03-6262-5757</td><td>—</td><td>●</td></tr>
<tr><td>銀座レディースクリニック</td><td>中央区銀座</td><td>03-3535-1117</td><td>—</td><td>—</td></tr>
<tr><td>新橋夢クリニック</td><td>港区新橋</td><td>03-3593-2121</td><td>—</td><td>—</td></tr>
<tr><td>芝公園かみやまクリニック</td><td>港区芝</td><td>03-6414-5641</td><td>●</td><td>—</td></tr>
<tr><td>六本木レディースクリニック</td><td>港区六本木</td><td>0120-853-999</td><td>●</td><td>●</td></tr>
<tr><td>山王病院 女性センター / リプロダクション・婦人科内視鏡部門</td><td>港区赤坂</td><td>03-6484-0489</td><td>●</td><td>—</td></tr>
<tr><td>表参道 ART クリニック</td><td>港区北青山</td><td>03-6433-5461</td><td>●</td><td>●</td></tr>
<tr><td>日本医科大学附属病院</td><td>文京区千駄木</td><td>03-3822-2131</td><td>—</td><td>—</td></tr>
<tr><td>東京大学医学部附属病院</td><td>文京区本郷</td><td>03-3815-5411</td><td>—</td><td>—</td></tr>
<tr><td>東邦大学医療センター大森病院</td><td>大田区大森西</td><td>03-3762-4151</td><td>●</td><td>—</td></tr>
<tr><td>桜十字ウィメンズクリニック渋谷</td><td>渋谷区宇田川町</td><td>03-5728-6626</td><td>●</td><td>—</td></tr>
<tr><td>フェニックスアートクリニック</td><td>渋谷区千駄ヶ谷</td><td>03-3405-1101</td><td>●</td><td>—</td></tr>
<tr><td>三軒茶屋ウィメンズクリニック</td><td>世田谷区太子堂</td><td>03-5779-7155</td><td>●</td><td>●</td></tr>
<tr><td>国立国際医療研究センター病院</td><td>新宿区戸山</td><td>03-3202-7181</td><td>—</td><td>—</td></tr>
<tr><td>東京女子医科大学病院</td><td>新宿区河田町</td><td>03-3353-8111</td><td>●</td><td>●</td></tr>
<tr><td>東京衛生アドベンチスト病院附属 めぐみクリニック</td><td>杉並区天沼</td><td>03-5335-6401</td><td>—</td><td>—</td></tr>
<tr><td>明大前アートクリニック</td><td>杉並区和泉</td><td>03-3325-1155</td><td>●</td><td>—</td></tr>
<tr><td>ときわ台レディースクリニック</td><td>板橋区常盤台</td><td>03-5915-5207</td><td>—</td><td>—</td></tr>
<tr><td>花みずきウィメンズクリニック吉祥寺</td><td>武蔵野市吉祥寺本町</td><td>0422-27-2965</td><td>●</td><td>—</td></tr>
<tr><td>ウイメンズクリニック神野</td><td>調布市国領町</td><td>042-480-3105</td><td>●</td><td>●</td></tr>
<tr><td>国分寺ウーマンズクリニック</td><td>国分寺市本町</td><td>042-325-4124</td><td>—</td><td>●</td></tr>
<tr><td>井上レディースクリニック</td><td>立川市富士見町</td><td>042-529-0111</td><td>—</td><td>—</td></tr>
<tr><td>新百合ヶ丘総合病院</td><td>川崎市麻生区古沢都古</td><td>044-322-9991</td><td>—</td><td>—</td></tr>
<tr><td>聖マリアンナ医科大学病院</td><td>川崎市宮前区菅生</td><td>044-977-8111</td><td>—</td><td>—</td></tr>
<tr><td>神奈川レディースクリニック</td><td>横浜市神奈川区西神奈川</td><td>045-290-8666</td><td>●</td><td>●</td></tr>
</table>

タイムラプス	ERA	ER Peak	EMMA／ALICE	子宮内フローラ検査	子宮内膜スクラッチ	SEET法	二段階移植法	タクロリムス投与療法	PGT	PRP	不育症検査	不育症治療
●	−	−	−	−	−	−	−	−	−	−	−	−
●	●	−	●	●	●	−	−	−	−	−	−	−
●	●	−	●	●	−	−	−	−	●	−	●	●
−	●	−	●	−	−	−	−	−	●	−	●	●
●	●	−	●	●	●	●	●	−	●	●	●	●
●	●	−	●	●	●	●	●	●	●	●	●	●
●	●	−	●	●	●	●	●	−	●	−	●	●
●	●	−	●	●	−	−	−	−	●	−	●	●
−	●	−	●	●	−	●	●	−	●	−	●	●
●	●	−	●	●	●	●	●	−	●	−	●	●
●	●	●	●	●	●	−	−	−	●	−	●	●
−	●	−	●	●	●	−	−	−	●	−	●	●
●	●	−	●	−	●	−	●	−	●	●	●	●
−	−	−	−	−	●	●	●	−	●	−	●	●
−	−	−	−	−	●	●	●	−	●	−	●	●
−	−	−	●	−	−	−	−	−	●	−	●	●
●	●	−	−	●	●	●	●	●	●	●	●	−
−	●	−	−	●	−	−	●	−	●	−	●	●
●	●	−	●	−	−	−	−	−	●	−	●	●
−	−	−	−	−	●	−	●	●	−	−	●	●
−	●	−	●	●	●	−	●	−	●	−	●	●
−	−	−	−	−	−	●	●	●	−	−	●	●
−	●	−	●	●	●	−	−	−	●	−	●	●
●	●	−	●	−	●	−	−	−	−	−	●	●
●	●	●	●	●	●	●	●	●	●	●	●	●

※先進医療として診療しているかは直接各施設にお問い合わせください。

取り扱いのある診療 15 項目一覧

	クリニック名	住所	診療項目 / TEL	PICSI	IMSI
関東	CMポートクリニック	横浜市都筑区茅ヶ崎中央	045-948-3761	—	—
	産婦人科クリニックさくら	横浜市青葉区新石川	045-911-9936	—	—
	済生会横浜市東部病院	横浜市鶴見区下末吉	045-576-3000	—	—
	馬車道レディスクリニック	横浜市中区相生町	045-228-1680	—	—
	メディカルパーク横浜	横浜市中区桜木町	045-232-4741	●	—
	福田ウイメンズクリニック	横浜市戸塚区品濃町	045-825-5525	—	—
	愛育レディーズクリニック	大和市南林間	046-277-3316	—	—
	海老名レディースクリニック	海老名市中央	046-236-1105	●	●
	ソフィアレディスクリニック	相模原市中央区鹿沼台	042-776-3636	●	●
中部・東海	長岡レディースクリニック	長岡市新保	0258-22-7780	—	—
	ミアグレースクリニック新潟	新潟市中央区東万代町	025-246-1122	—	—
	ARTクリニック白山	新潟市中央区白山浦	025-378-3065	—	—
	済生会新潟病院	新潟市西区寺地	025-233-6161	—	—
	富山県立中央病院	富山市西長江	0764-24-1531	—	—
	金沢たまごクリニック	金沢市諸江町	076-237-3300	—	●
	鈴木レディスホスピタル	金沢市寺町	076-242-3155	—	—
	吉澤産婦人科医院	長野市七瀬中町	026-226-8475	—	—
	佐久平エンゼルクリニック	佐久市長土呂	0267-67-5816	●	—
	高橋産婦人科	岐阜市梅ケ枝町	058-263-5726	—	—
	操レディスホスピタル	岐阜市津島町	0120-307-330	●	●
	クリニックママ	大垣市今宿	0584-73-5111	●	—
	松波総合病院	羽島郡笠松町	058-388-0111	●	●
	いながきレディースクリニック	沼津市宮前町	055-926-1709	●	—
	岩端医院	沼津市大手町	055-962-1368	●	—
	かぬき岩端医院	沼津市下香貫前原	055-932-8189	—	—

タイムラプス	ERA	ER Peak	EMMA／ALICE	子宮内フローラ検査	子宮内膜スクラッチ	SEET法	二段階移植法	タクロリムス投与療法	PGT	PRP	不育症検査	不育症治療
●	−	−	−	−	−	−	−	−	−	−	−	−
−	−	−	−	−	−	−	−	−	−	−	●	−
●	−	−	−	−	−	−	−	−	−	−	●	●
−	●	●	●	●	●	●	●	−	−	●	−	−
●	●	●	●	●	−	−	●	●	−	−	●	●
−	●	●	●	−	−	−	●	●	−	−	●	●
−	●	−	●	−	−	●	●	−	−	−	−	−
〈準備中〉	●	−	●	●	●	●	●	●	〈準備中〉	●	−	−
●	●	−	●	−	−	−	●	−	●	●	●	●
−	−	−	−	−	−	−	−	−	−	−	●	−
−	●	−	−	−	−	●	●	−	●	−	●	●
−	−	−	−	−	−	−	−	●	−	−	●	●
−	−	−	−	−	●	−	−	−	−	−	−	●
−	●	−	●	−	−	−	−	−	−	−	−	−
●	●	−	●	●	−	−	●	−	−	●	●	−
●	●	●	●	●	−	●	●	−	−	−	●	●
−	●	−	●	−	−	−	−	−	−	−	●	●
−	−	−	−	−	−	●	●	−	●	●	−	−
●	●	●	●	●	−	−	−	−	−	●	●	●
−	●	●	●	−	−	−	●	−	●	●	−	−
●	●	−	●	●	●	●	●	●	●	−	−	−
−	−	−	−	−	●	●	●	−	−	−	●	●
−	−	−	−	−	−	−	−	−	−	−	●	●
●	●	●	−	●	●	●	−	●	−	●	●	●
−	●	●	−	−	−	●	●	−	●	−	−	−

※先進医療として診療しているかは直接各施設にお問い合わせください。

取り扱いのある診療 15 項目一覧

	クリニック名	住所	診療項目 / TEL	PICSI	IMSI
東海	西村ウィメンズクリニック	浜松市中区上島	053-479-0222	—	—
	西垣 ART クリニック	磐田市中泉	0538-33-4455	—	—
	金山レディースクリニック	名古屋市熱田区金山町	052-681-2241	—	—
	山口レディスクリニック	名古屋市南区駅上	052-823-2121	—	—
	ロイヤルベルクリニック	名古屋市緑区水広	052-879-6674	●	—
	成田産婦人科	名古屋市中区大須	052-221-1595	—	—
	まるた ART クリニック	名古屋市千種区覚王山通	052-764-0010	—	—
	ふたばクリニック	半田市吉田町	0569-20-5000	—	—
	中原クリニック	瀬戸市山手町	0561-88-0311	—	—
	可世木レディスクリニック	一宮市平和	0586-47-7333	—	—
近畿	みのうらレディースクリニック	鈴鹿市磯山	0593-80-0018	●	●
	リプロダクション浮田クリニック	大津市真野	077-572-7624	●	●
	竹林ウィメンズクリニック	大津市大萱	077-547-3557	●	●
	滋賀医科大学医学部附属病院	大津市瀬田月輪町	077-548-2111	—	—
	醍醐渡辺クリニック	京都市伏見区醍醐高畑町	075-571-0226	●	—
	田村秀子婦人科医院	京都市中京区御所八幡町	075-213-0523	●	●
	IDA クリニック	京都市山科区安朱南屋敷町	075-583-6515	—	—
	リプロダクションクリニック大阪	大阪市北区大深町	06-6136-3344	●	●
	レディースクリニック北浜	大阪市中央区高麗橋	06-6202-8739	●	—
	西川婦人科内科クリニック	大阪市中央区備後町	06-6201-0317	—	—
	谷口病院	泉佐野市大西	072-463-3232	—	—
	神戸 ART クリニック	神戸市中央区雲井通	078-261-3500	—	—
	レディース& ART クリニック サンタクルス ザ ニシキタ	西宮市高松町	0798-62-1188	—	—
	兵庫医科大学病院	西宮市武庫川町	0798-45-6111	●	—
	レディースクリニック Taya	伊丹市伊丹	072-771-7717	—	—

タイムラプス	ERA	ER Peak	EMMA／ALICE	子宮内フローラ検査	子宮内膜スクラッチ	SEET法	二段階移植法	タクロリムス投与療法	PGT	PRP	不育症検査	不育症治療
●	−	−	−	−	−	−	−	−	●	−	●	●
●	−	●	−	●	●	●	−	−	−	−	●	−
●	●	−	●	●	−	−	−	−	−	−	−	−
−	●	●	●	●	●	●	−	●	●	●	●	●
●	●	●	●	●	●	●	●	−	●	●	●	●
●	●	●	●	●	●	●	●	−	●	−	●	−
●	●	●	●	●	−	●	●	−	−	−	●	●
−	−	−	−	−	−	−	−	−	−	−	−	−
−	−	−	−	−	−	−	●	−	−	−	●	−
−	−	−	−	−	−	●	−	−	−	−	−	●
●	●	●	●	●	●	−	−	−	●	−	●	●
●	●	−	●	●	●	●	●	−	●	●	●	●
●	●	●	−	●	−	●	●	●	−	−	●	●
●	●	−	−	−	●	●	●	−	●	−	●	●
−	●	−	●	−	−	●	●	−	−	−	●	●
−	−	●	●	●	●	●	●	−	−	−	●	●
−	●	−	●	●	−	−	−	−	−	−	●	●
●	−	−	●	●	−	●	●	−	●	●	●	●
●	●	−	●	●	−	−	−	●	−	−	●	−
●	●	●	●	●	●	●	−	−	●	●	●	●
●	●	−	●	●	−	−	●	●	●	−	●	●
−	●	−	●	●	−	●	●	●	−	●	●	●
−	●	−	●	●	−	−	−	−	−	−	●	●
●	●	●	●	●	−	−	−	−	●	−	●	●
−	−	−	−	−	−	●	●	−	−	−	−	−

※先進医療として診療しているかは直接各施設にお問い合わせください。

取り扱いのある診療 15 項目一覧

	クリニック名	住所	診療項目 / TEL	PICSI	IMSI
近畿	Koba レディースクリニック	姫路市北条口	079-223-4924	—	—
	うつのみやレディースクリニック	和歌山市美園町	073-474-1987	●	—
	奥村レディースクリニック	橋本市東家	0736-32-8511	—	—
中国・四国	内田クリニック	松江市浜乃木	0120-58-2889	●	—
	八重垣レディースクリニック	松江市東出雲町	0852-52-7790	●	—
	島根大学医学部附属病院	出雲市塩冶町	0853-23-2111	—	—
	岡山大学病院	岡山市北区鹿田町	086-223-7151	—	—
	三宅医院	岡山市南区大福	086-282-5100	—	—
	絹谷産婦人科	広島市中区本通	082-247-6399	●	—
	ハートレディースクリニック	東温市野田	089-955-0082	—	—
	レディスクリニックコスモス	高知市杉井流	088-861-6700	—	●
九州・沖縄	セントマザー産婦人科医院	北九州市八幡西区折尾	093-601-2000	●	●
	アイブイエフ詠田クリニック	福岡市中央区天神	092-735-6655	●	—
	福岡山王病院	福岡市早良区百道浜	092-832-1100	●	●
	空の森 KYUSHU	久留米市天神町	0942-46-8866	●	—
	高木病院	大川市酒見	0944-87-8822	●	—
	福田病院	熊本市中央区新町	096-322-2995	—	●
	渡辺産婦人科	日向市大字平岩	0982-57-1011	●	—
	丸田病院	都城市八幡町	0986-23-7060	●	—
	松田ウイメンズクリニック	鹿児島市山之口町	099-224-4124	—	—
	うえむら病院 リプロダクティブセンター	中頭郡中城村	098-895-3535	—	—

タイムラプス	ERA	ER Peak	EMMA／ALICE	子宮内フローラ検査	子宮内膜スクラッチ	SEET法	二段階移植法	タクロリムス投与療法	PGT	PRP	不育症検査	不育症治療
−	−	−	●	●	−	−	−	−	●	−	●	●
●	●	●	●	●	●	●	●	−	●	●	●	−
−	●	−	●	●	●	●	−	−	●	●	●	−
●	●	●	●	●	●	●	●	●	●	●	●	●
●	●	●	●	●	●	●	●	●	●	−	●	●
−	●	−	●	●	−	●	●	●	●	●	●	●
−	−	−	−	−	−	−	−	−	−	−	●	●
−	●	●	●	−	●	−	−	−	●	−	●	●
●	●	−	●	●	●	●	●	●	●	●	●	●
−	−	−	−	−	−	−	●	−	−	−	●	−
●	●	●	●	●	●	●	●	●	●	●	●	●
●	●	●	●	●	−	●	●	●	●	●	●	●
●	●	−	●	●	−	−	−	●	−	−	●	●
●	●	●	●	●	−	−	−	●	−	−	●	●
●	●	−	●	●	−	−	−	●	●	●	●	●
−	●	−	●	−	●	●	●	●	●	●	●	●
−	●	−	●	−	●	●	−	●	●	−	●	●
●	●	●	●	−	●	−	●	●	●	−	−	−
●	−	●	−	●	●	●	●	●	●	●	●	●
●	●	−	●	●	−	−	−	−	−	●	●	●

※先進医療として診療しているかは直接各施設にお問い合わせください。

都道府県	クリニック名	住所	TEL
北海道	エナ麻生 ART クリニック	札幌市北区麻生町	011-792-8850
	さっぽろ ART クリニック	札幌市北区北 7 条西	011-700-5880
	北海道大学病院	札幌市北区北 14 条西	011-716-1161
	さっぽろ ART クリニック n24	札幌市北区北 23 西	011-792-6691
	札幌白石産科婦人科病院	札幌市白石区東札幌	011-862-7211
	青葉産婦人科クリニック	札幌市厚別区青葉町	011-893-3207
	五輪橋マタニティクリニック	札幌市南区南 39 条西	011-585-3110
	手稲渓仁会病院	札幌市手稲区前田	011-681-8111
	セントベビークリニック	札幌市中央区北 2 条西	011-215-0880
	金山生殖医療クリニック	札幌市中央区北 1 条西	011-200-1122
	時計台記念クリニック	札幌市中央区北 1 条東	011-251-1221
	神谷レディースクリニック	札幌市中央区北 3 条西	011-231-2722
	札幌厚生病院	札幌市中央区北 3 条東	011-261-5331
	斗南病院	札幌市中央区北 4 条西	011-231-2121
	札幌医科大学附属病院	札幌市中央区南 1 条西	011-611-2111
	おおこうち産科婦人科	札幌市中央区南 2 条西	011-233-4103
	福住産科婦人科クリニック	札幌市豊平区福住 3 条	011-836-1188
	KKR 札幌医療センター	札幌市豊平区平岸 1 条	011-822-1811
	美加レディースクリニック	札幌市豊平区平岸 3 条	011-833-7773
	札幌東豊病院	札幌市東区北 17 条東	011-704-3911
	秋山記念病院	函館市石川町	0138-46-6660
	岩城産婦人科	苫小牧市緑町	0144-38-3800
	とまこまいレディースクリニック	苫小牧市弥生町	0144-73-5353
	レディースクリニックぬまのはた	苫小牧市北栄町	0144-53-0303
	森産科婦人科病院	旭川市 7 条通	0166-22-6125
	みずうち産科婦人科	旭川市豊岡 4 条	0166-31-6713
	旭川医科大学病院	旭川市緑が丘東	0166-65-2111
	おびひろ ART クリニック	帯広市東 3 条南	0155-67-1162
	足立産婦人科クリニック	釧路市中園町	0154-25-7788
	北見レディースクリニック	北見市大通東	0157-31-0303
	中村記念愛成病院	北見市高栄東町	0157-24-8131
青森県	エフ.クリニック	青森市浜田	017-729-4103
	レディスクリニック・セントセシリア	青森市筒井八ツ橋	017-738-0321
	八戸クリニック	八戸市柏崎	0178-22-7725
	婦人科 さかもとともみクリニック	弘前市早稲田	0172-29-5080
	弘前大学医学部附属病院	弘前市本町	0172-33-5111
岩手県	岩手医科大学附属病院 内丸メディカルセンター	盛岡市内丸	019-613-6111

都道府県	クリニック名	住所	TEL
岩手県	京野アートクリニック盛岡	盛岡市盛岡駅前通	019-613-4124
秋田県	秋田大学医学部附属病院	秋田市広面	018-834-1111
	清水産婦人科クリニック	秋田市広面	018-893-5655
	大曲母子医院	大仙市大曲福住町	0187-63-2288
山形県	山形山手町 ART クリニック 川越医院	山形市大手町	023-641-6467
	山形済生病院	山形市沖町	023-682-1111
	山形大学医学部附属病院	山形市飯田西	023-633-1122
	ゆめクリニック	米沢市東三丁目	0238-26-1537
	すこやかレディースクリニック	鶴岡市東原町	0235-22-8418
宮城県	京野アートクリニック仙台	仙台市青葉区本町	022-722-8841
	東北大学病院	仙台市青葉区星陵町	022-717-7000
	仙台 ART クリニック	仙台市宮城野区名掛丁	022-791-8851
	たんぽぽレディースクリニック あすと長町	仙台市太白区郡山	022-738-7753
	仙台ソレイユ母子クリニック	仙台市太白区大野田	022-248-5001
	スズキ記念病院	岩沼市里の杜	0223-23-3111
福島県	いちかわクリニック	福島市南矢野目	024-554-0303
	福島県立医科大学附属病院	福島市光が丘	024-547-1111
	アートクリニック産婦人科	福島市栄町	024-523-1132
	ひさこファミリークリニック	郡山市中ノ目	024-952-4415
	あみウイメンズクリニック	会津若松市八角町	0242-37-1456
	会津中央病院	会津若松市鶴賀町	0242-25-1515
	いわき婦人科	いわき市内郷綴町	0246-27-2885
茨城県	いがらしクリニック	龍ヶ崎市栄町	0297-62-0936
	筑波大学附属病院	つくば市天久保	029-853-7668
	つくば ART クリニック	つくば市竹園	029-863-6111
	つくば木場公園クリニック	つくば市松野木	029-836-4123
	筑波学園病院	つくば市上横場	029-836-1355
	遠藤産婦人科医院	筑西市八丁台	0296-20-1000
	根本産婦人科医院	笠間市八雲	0296-77-0431
	おおぬき ART クリニック水戸	水戸市三の丸	029-231-1124
	石渡産婦人科病院	水戸市 上水戸	029-221-2553
	小塙医院	小美玉市田木谷	0299-58-3185
	福地レディースクリニック	日立市鹿島町	0294-27-7521
栃木県	中田ウィメンズ &ART クリニック	宇都宮市馬場通り	028-614-1100
	平尾産婦人科医院	宇都宮市鶴田	028-648-5222
	かわつクリニック	宇都宮市大寛	028-639-1118
	ちかざわ Ladie's クリニック	宇都宮市城東	028-638-2380

都道府県	クリニック名	住所	TEL
栃木県	独協医科大学病院	下都賀郡壬生町	0282-86-1111
	那須赤十字病院	大田原市中田原	0287-23-1122
	匠レディースクリニック	佐野市奈良渕町	0283-21-0003
	城山公園すずきクリニック	佐野市久保町	0283-22-0195
	中央クリニック	下野市薬師寺	0285-40-1121
	自治医科大学附属病院	下野市薬師寺	0285-44-2111
	国際医療福祉大学病院	那須塩原市井口	0287-37-2221
群馬県	高崎 ART クリニック	高崎市あら町	027-310-7701
	セキールレディースクリニック	高崎市栄町	027-330-2200
	上条女性クリニック	高崎市栗崎町	027-345-1221
	群馬中央病院	前橋市紅雲町	027-221-8165
	群馬大学医学部附属病院	前橋市昭和町	027-220-7111
	横田マタニティーホスピタル	前橋市下小出町	027-234-4135
	いまいウイメンズクリニック	前橋市東片貝町	027-221-1000
	HILLS LADIES CLINIC	前橋市総社町	027-253-4152
	ときざわレディスクリニック	太田市小舞木町	0276-60-2580
埼玉県	セントウィメンズクリニック	さいたま市浦和区東高砂町	048-871-1771
	おおのたウィメンズクリニック埼玉大宮	さいたま市大宮区大門町	048-783-2218
	秋山レディースクリニック	さいたま市大宮区大成町	048-663-0005
	大宮レディスクリニック	さいたま市大宮区桜木町	048-648-1657
	かしわざき産婦人科	さいたま市大宮区上小町	048-641-8077
	あらかきウィメンズクリニック	さいたま市南区沼影	048-838-1107
	丸山記念総合病院	さいたま市岩槻区本町	048-757-3511
	大和たまごクリニック	さいたま市岩槻区岩槻	048-757-8100
	ソフィア祐子レディースクリニック	川口市西川口	048-253-7877
	永井マザーズホスピタル	三郷市上彦名	048-959-1311
	産婦人科菅原病院	越谷市越谷	048-964-3321
	ゆうレディースクリニック	越谷市南越谷	048-967-3122
	獨協医科大学埼玉医療センター	越谷市南越谷	048-965-1111
	スピカレディースクリニック	加須市南篠崎	0480-65-7750
	中村レディスクリニック	羽生市中岩瀬	048-562-3505
	埼玉医科大学病院	入間郡毛呂山町	049-276-1111
	埼玉医科大学総合病院医療センター	川越市鴨田	049-228-3674
	恵愛生殖医療医院	和光市本町	048-485-1185
	大塚産婦人科小児科医院	新座市片山	048-479-7802
	ウィメンズクリニックふじみ野	富士見市ふじみ野西	049-293-8210
	ミューズレディスクリニック	ふじみ野市霞ケ丘	049-256-8656

都道府県	クリニック名	住所	TEL
埼玉県	吉田産科婦人科医院	入間市野田	04-2932-8781
	瀬戸病院	所沢市金山町	04-2922-0221
	さくらレディスクリニック	所沢市くすのき台	04-2992-0371
	熊谷総合病院	熊谷市中西	048-521-0065
千葉県	高橋ウイメンズクリニック	千葉市中央区新町	043-243-8024
	千葉メディカルセンター	千葉市中央区南町	043-261-5111
	千葉大学医学部附属病院	千葉市中央区亥鼻	043-226-2121
	亀田 IVF クリニック幕張	千葉市美浜区中瀬	043-296-8141
	みやけウイメンズクリニック	千葉市緑区おゆみ野中央	043-293-3500
	おおたかの森 ART クリニック	流山市おおたかの森西	04-7170-1541
	大川レディースクリニック	松戸市馬橋	047-341-3011
	鎌ヶ谷 ART クリニック	鎌ヶ谷市新鎌ヶ谷	047-442-3377
	本八幡レディースクリニック	市川市八幡	047-322-7755
	東京歯科大学 市川総合病院	市川市菅野	047-322-0151
	西船橋こやまウィメンズクリニック	船橋市印内町	047-495-2050
	船橋駅前レディースクリニック	船橋市本町	047-426-0077
	津田沼 IVF クリニック	船橋市前原西	047-455-3111
	くぼのや IVF クリニック	柏市柏	04-7136-2601
	中野レディースクリニック	柏市柏	04-7162-0345
	さくらウィメンズクリニック	浦安市北栄	047-700-7110
	パークシティ吉田レディースクリニック	浦安市明海	047-316-3321
	順天堂大学医学部附属浦安病院	浦安市富岡	047-353-3111
	そうクリニック	四街道市大日	043-424-1103
	東邦大学医療センター佐倉病院	佐倉市下志津	043-462-8811
	高橋レディースクリニック	佐倉市ユーカリが丘	043-463-2129
	日吉台レディースクリニック	富里市日吉台	0476-92-1103
	宗田マタニティクリニック	市原市根田	0436-24-4103
	重城産婦人科小児科	木更津市万石	0438-41-3700
	薬丸病院	木更津市富士見	0438-25-0381
	亀田総合病院／ ART センター	鴨川市東町	04-7092-2211
東京都	杉山産婦人科 丸の内	千代田区丸の内	03-5222-1500
	神田ウィメンズクリニック	千代田区神田鍛冶町	03-6206-0065
	浜田病院	千代田区神田駿河台	03-5280-1166
	日本橋ウィメンズクリニック	中央区日本橋	03-5201-1555
	Natural ART Clinic 日本橋	中央区日本橋	03-6262-5757
	聖路加国際病院	中央区明石町	03-3541-5151
	銀座こうのとりレディースクリニック	中央区銀座	03-5159-2077

都道府県	クリニック名	住所	TEL
東京都	さくら・はるねクリニック銀座	中央区銀座	03-5250-6850
	両角レディースクリニック	中央区銀座	03-5159-1101
	オーク銀座レディースクリニック	中央区銀座	0120-009-345
	銀座レディースクリニック	中央区銀座	03-3535-1117
	楠原ウィメンズクリニック	中央区銀座	03-6274-6433
	銀座すずらん通りレディスクリニック	中央区銀座	03-3569-7711
	虎の門病院	港区虎ノ門	03-3588-1111
	東京 AMH クリニック銀座	港区新橋	03-3573-4124
	新橋夢クリニック	港区新橋	03-3593-2121
	東京慈恵会医科大学附属病院	港区西新橋	03-3433-1111
	芝公園かみやまクリニック	港区芝	03-6414-5641
	リプロダクションクリニック東京	港区東新橋	03-6228-5351
	六本木レディースクリニック	港区六本木	0120-853-999
	麻布モンテアールレディースクリニック	港区麻布十番	03-6804-3208
	赤坂見附宮崎産婦人科	港区元赤坂	03-3478-6443
	赤坂レディースクリニック	港区赤坂	03-5545-4123
	山王病院 女性センター/リプロダクション・婦人科内視鏡治療部門	港区赤坂	03-6864-0489
	クリニック ドゥ ランジュ	港区北青山	03-5413-8067
	表参道 ART クリニック	港区北青山	03-6433-5461
	東京 HART クリニック	港区南青山	03-5766-3660
	北里研究所病院	港区白金	03-3444-6161
	京野アートクリニック高輪	港区高輪	03-6408-4124
	城南レディスクリニック品川	港区高輪	03-3440-5662
	浅田レディース品川クリニック	港区港南	03-3472-2203
	秋葉原 ART Clinic	台東区上野	03-5807-6888
	よしひろウィメンズクリニック 上野院	台東区東上野	03-3834-8996
	日本医科大学付属病院 女性診療科	文京区千駄木	03-3822-2131
	順天堂大学医学部附属順天堂医院	文京区本郷	03-3813-3111
	東京大学医学部附属病院	文京区本郷	03-3815-5411
	東京医科歯科大学病院	文京区湯島	03-5803-5684
	日暮里レディースクリニック	荒川区西日暮里	03-5615-1181
	臼井医院 婦人科 リプロダクション外来	足立区東和	03-3605-1677
	真島クリニック	足立区関原	03-3849-4127
	あいウイメンズクリニック	墨田区錦糸	03-3829-2522
	木場公園クリニック・分院	江東区木場	03-5245-4122
	東峯婦人クリニック	江東区木場	03-3630-0303
	五の橋レディスクリニック	江東区亀戸	03-5836-2600

都道府県	クリニック名	住所	TEL
東京都	クリニック飯塚	品川区西五反田	03-3495-8761
	はなおか IVF クリニック品川	品川区大崎	03-5759-5112
	昭和大学病院	品川区旗の台	03-3784-8000
	東邦大学医療センター大森病院	大田区大森西	03-3762-4151
	キネマアートクリニック	大田区蒲田	03-5480-1940
	ファティリティクリニック東京	渋谷区東	03-3406-6868
	torch clinic	渋谷区恵比寿	03-6447-7910
	恵比寿ウィメンズクリニック	渋谷区恵比寿南	03-6452-4277
	桜十字ウィメンズクリニック渋谷	渋谷区宇田川町	03-5728-6626
	アートラボクリニック渋谷	渋谷区宇田川町	03-3780-8080
	フェニックスアートクリニック	渋谷区千駄ヶ谷	03-3405-1101
	はらメディカルクリニック	渋谷区千駄ヶ谷	03-3356-4211
	とくおかレディースクリニック	目黒区中根	03-5701-1722
	峯レディースクリニック	目黒区自由が丘	03-5731-8161
	育良クリニック	目黒区上目黒	03-3713-4173
	目黒レディースクリニック	目黒区目黒	@296kumet
	三軒茶屋ウィメンズクリニック	世田谷区太子堂	03-5779-7155
	三軒茶屋 ART レディースクリニック	世田谷区三軒茶屋	03-6450-7588
	梅ヶ丘産婦人科	世田谷区梅丘	03-3429-6036
	国立成育医療研究センター 周産期・母性診療センター	世田谷区大蔵	03-3416-0181
	ローズレディースクリニック	世田谷区等々力	03-3703-0114
	陣内ウィメンズクリニック	世田谷区奥沢	03-3722-2255
	田園都市レディースクリニック二子玉川	世田谷区玉川	03-3707-2455
	慶應義塾大学病院	新宿区信濃町	03-3353-1211
	杉山産婦人科 新宿	新宿区西新宿	03-5381-3000
	東京医科大学病院	新宿区西新宿	03-3342-6111
	Shinjuku ART Clinic	新宿区西新宿	03-5324-5577
	うつみやす子レディースクリニック	新宿区西新宿	03-3368-3781
	加藤レディスクリニック	新宿区西新宿	03-3366-3777
	国立国際医療研究センター病院	新宿区戸山	03-3202-7181
	東京女子医科大学 産婦人科 . 母子総合医療センター	新宿区河田町	03-3353-8111
	桜の芽クリニック	新宿区高田馬場	03-6908-7740
	東京衛生アドベンチスト病院附属 めぐみクリニック	杉並区 天沼	03-5335-6401
	荻窪病院 虹クリニック	杉並区荻窪	03-5335-6577
	明大前アートクリニック	杉並区和泉	03-3325-1155
	慶愛クリニック	豊島区東池袋	03-3987-3090
	松本レディース リプロダクションオフィス	豊島区東池袋	03-6907-2555

都道府県	クリニック名	住所	TEL
東京都	松本レディースクリニック	豊島区東池袋	03-5958-5633
	池袋えざきレディースクリニック	豊島区池袋	03-5911-0034
	帝京大学医学部附属病院	板橋区加賀	03-3964-1211
	日本大学医学部附属板橋病院	板橋区大谷口上町	03-3972-8111
	ときわ台レディースクリニック	板橋区常盤台	03-5915-5207
	ウィメンズ・クリニック大泉学園	練馬区東大泉	03-5935-1010
	花みずきウィメンズクリニック吉祥寺	武蔵野市吉祥寺本町	0422-27-2965
	うすだレディースクリニック	武蔵野市吉祥寺本町	0422-28-0363
	武蔵境いわもと婦人科クリニック	武蔵野市境南町	0422-31-3737
	杏林大学医学部付属病院	三鷹市新川	0422-47-5511
	ウィメンズクリニック神野	調布市国領町	042-480-3105
	貝原レディースクリニック	調布市布田	042-426-1103
	幸町 IVF クリニック	府中市府中町	042-365-0341
	国分寺ウーマンズクリニック	国分寺市本町	042-325-4124
	ジュンレディースクリニック小平	小平市喜平町	042-329-4103
	立川 ART レディースクリニック	立川市曙町	042-527-1124
	井上レディースクリニック	立川市富士見町	042-529-0111
	八王子 ART クリニック	八王子市横山町	042-649-5130
	みむろウィメンズクリニック	町田市中町	042-710-3609
	ひろいウィメンズクリニック	町田市森野	042-850-9027
	こまちレディースクリニック	多摩市落合	042-357-3535
神奈川県	ノア・ウィメンズクリニック	川崎市中原区小杉町	044-739-4122
	南生田レディースクリニック	川崎市多摩区南生田	044-930-3223
	新百合ヶ丘総合病院 リプロダクションセンター	川崎市麻生区古沢都古	044-322-9991
	聖マリアンナ医科大学病院 生殖医療センター	川崎市宮前区菅生	044-977-8111
	みなとみらい夢クリニック	横浜市西区みなとみらい	045-228-3131
	コシ産婦人科	横浜市神奈川区白楽	045-432-2525
	神奈川レディースクリニック	横浜市神奈川区西神奈川	045-290-8666
	横浜 HART クリニック	横浜市神奈川区鶴屋町	045-620-5731
	菊名西口医院	横浜市港北区篠原北	045-401-6444
	アモルクリニック	横浜市港北区新横浜	045-475-1000
	なかむらアートクリニック	横浜市港北区新横浜	045-534-6534
	CM ポートクリニック	横浜市都筑区茅ヶ崎中央	045-948-3761
	産婦人科クリニックさくら	横浜市青葉区新石川	045-911-9936
	田園都市レディースクリニック あざみ野本院	横浜市青葉区あざみ野	045-905-5524
	済生会横浜市東部病院	横浜市鶴見区下末吉	045-576-3000
	馬車道レディスクリニック	横浜市中区相生町	045-228-1680

都道府県	クリニック名	住所	TEL
神奈川県	メディカルパーク横浜	横浜市中区桜木町	045-232-4741
	横浜市立大学附属市民総合医療センター	横浜市南区浦舟町	045-261-5656
	福田ウイメンズクリニック	横浜市戸塚区品濃町	045-825-5525
	愛育レディーズクリニック	大和市南林間	046-277-3316
	海老名レディースクリニック	海老名市中央	046-236-1105
	矢内原ウィメンズクリニック	鎌倉市大船	0467-50-0112
	小田原レディスクリニック	小田原市城山	0465-35-1103
	湘南レディースクリニック	藤沢市鵠沼花沢町	0466-55-5066
	山下湘南夢クリニック	藤沢市鵠沼石上	0466-55-5011
	メディカルパーク湘南	藤沢市湘南台	0466-41-0331
	神奈川 ART クリニック	相模原市南区相模大野	042-701-3855
	北里大学病院	相模原市南区北里	042-778-8111
	ソフィアレディスクリニック	相模原市中央区鹿沼台	042-776-3636
	下田産婦人科医院	茅ヶ崎市幸町	0467-82-6781
	須藤産科婦人科	秦野市南矢名	0463-77-7666
	東海大学医学部付属病院	伊勢原市下糟屋	0463-93-1121
新潟県	立川綜合病院生殖医療センター	長岡市旭岡	0258-33-3111
	長岡レディースクリニック	長岡市新保	0258-22-7780
	大島クリニック	上越市鴨島	025-522-2000
	菅谷ウイメンズクリニック	上越市新光町	025-546-7660
	源川産婦人科クリニック	新潟市東区松崎	025-272-5252
	新津産科婦人科クリニック	新潟市江南区横越中央	025-384-4103
	ミアグレースクリニック新潟	新潟市中央区東万代町	025-246-1122
	産科・婦人科ロイヤルハートクリニック	新潟市中央区天神尾	025-244-1122
	ART クリニック白山	新潟市中央区白山浦	025-378-3065
	新潟大学医歯学総合病院	新潟市中央区旭町通	025-223-6161
	済生会新潟病院	新潟市西区寺地	025-233-6161
	レディスクリニック石黒	三条市荒町	0256-33-0150
	関塚医院	新発田市中田町	0254-26-1405
富山県	富山赤十字病院	富山市牛島本町	076-433-2222
	小嶋ウィメンズクリニック	富山市五福	076-432-1788
	富山県立中央病院	富山市西長江	0764-24-1531
	女性クリニック We! TOYAMA	富山市根塚町	076-493-5533
	あい ART クリニック	高岡市下伏間江	0766-27-3311
	あわの産婦人科医院	下新川郡入善町入膳	0765-72-0588
石川県	石川県立中央病院	金沢市鞍月東	076-237-8211
	吉澤レディースクリニック	金沢市稚日野町北	076-266-8155

都道府県	クリニック名	住所	TEL
石川県	金沢たまごクリニック	金沢市諸江町	076-237-3300
	鈴木レディスホスピタル	金沢市寺町	076-242-3155
	永遠幸レディスクリニック	小松市小島町	0761-23-1555
福井県	ふくい輝クリニック	福井市大願寺	0776-50-2510
	本多レディースクリニック	福井市宝永	0776-24-6800
	西ウイミンズクリニック	福井市木田	0776-33-3663
	福井大学医学部附属病院	吉田郡永平寺町	0776-61-3111
山梨県	このはな産婦人科	甲斐市西八幡	055-225-5500
	薬袋レディースクリニック	甲府市飯田	055-226-3711
	甲府昭和婦人クリニック	中巨摩郡昭和町	055-226-5566
	山梨大学医学部付属病院	中央市下河東	055-273-1111
長野県	吉澤産婦人科医院	長野市七瀬中町	026-226-8475
	長野市民病院	長野市大字富竹	026-295-1199
	OKA レディースクリニック	長野市下氷鉋	026-285-0123
	南長野医療センター篠ノ井総合病院	長野市篠ノ井会	026-292-2261
	佐久市立国保浅間総合病院	佐久市岩村田	0267-67-2295
	佐久平エンゼルクリニック	佐久市長土呂	0267-67-5816
	西澤産婦人科クリニック	飯田市本町	0265-24-3800
	わかばレディス&マタニティクリニック	松本市浅間温泉	0263-45-0103
	信州大学医学部附属病院	松本市旭	0263-35-4600
	北原レディースクリニック	松本市島立	0263-48-3186
	このはなクリニック	伊那市上新田	0265-98-8814
	諏訪マタニティークリニック	諏訪郡下諏訪町	0266-28-6100
岐阜県	髙橋産婦人科	岐阜市梅ケ枝町	058-263-5726
	古田産科婦人科クリニック	岐阜市金町	058-265-2395
	岐阜大学医学部附属病院	岐阜市柳戸	058-230-6000
	操レディスホスピタル	岐阜市津島町	0120-307-330
	おおのレディースクリニック	岐阜市光町	058-233-0201
	クリニックママ	大垣市今宿	0584-73-5111
	大垣市民病院	大垣市南頬町	0584-81-3341
	中西ウィメンズクリニック	多治見市大正町	0572-25-8882
	ぎなんレディースクリニック	羽島郡岐南町	058-201-5760
	松波総合病院	羽島郡笠松町	058-388-0111
静岡県	いながきレディースクリニック	沼津市宮前町	055-926-1709
	沼津市立病院	沼津市東椎路春ノ木	055-924-5100
	岩端医院	沼津市大手町	055-962-1368
	かぬき岩端医院	沼津市下香貫前原	055-932-8189

都道府県	クリニック名	住所	TEL
静岡県	三島レディースクリニック	三島市南本町	055-991-0770
	共立産婦人科医院	御殿場市二枚橋	0550-82-2035
	富士市立中央病院	富士市高島町	0545-52-1131
	長谷川産婦人科医院	富士市吉原	0545-53-7575
	静岡レディースクリニック	静岡市葵区日出町	054-251-0770
	静岡赤十字病院	静岡市葵区追手町	054-254-4311
	菊池レディースクリニック	静岡市葵区追手町	054-272-4124
	俵 IVF クリニック	静岡市駿河区泉町	054-288-2882
	焼津市立総合病院	焼津市道原	054-623-3111
	聖隷浜松病院	浜松市中区住吉	053-474-2222
	アクトタワークリニック	浜松市中区板屋町	053-413-1124
	西村ウイメンズクリニック	浜松市中区上島	053-479-0222
	浜松医科大学医学部附属病院	浜松市東区半田山	053-435-2111
	聖隷三方原病院リプロダクションセンター	浜松市北区三方原町	053-436-1251
	可睡の杜レディースクリニック	袋井市可睡の杜	0538-49-5656
	西垣 ART クリニック	磐田市中泉	0538-33-4455
愛知県	豊橋市民病院 総合生殖医療センター	豊橋市青竹町	0532-33-6111
	つつじが丘ウイメンズクリニック	豊橋市つつじが丘	0532-66-5550
	竹内産婦人科 ART センター	豊橋市新本町	0532-52-3463
	ART クリニックみらい	岡崎市大樹寺	0564-24-9293
	八千代病院	安城市住吉町	0566-97-8111
	G & O レディスクリニック	刈谷市泉田町	0566-27-4103
	浅田レディース名古屋駅前クリニック	名古屋市中村区名駅	052-551-2203
	レディースクリニックミュウ	名古屋市中村区名駅	052-551-7111
	名古屋第一赤十字病院	名古屋市中村区道下町	052-481-5111
	なごや ART クリニック	名古屋市中村区太閤	052-451-1103
	ダイヤビルレディースクリニック	名古屋市西区名駅	052-561-1881
	野崎クリニック	名古屋市中川区大当郎	052-303-3811
	金山レディースクリニック	名古屋市熱田区金山町	052-681-2241
	山口レディスクリニック	名古屋市南区駈上	052-823-2121
	ロイヤルベルクリニック 不妊センター	名古屋市緑区水広	052-879-6673
	おち夢クリニック名古屋	名古屋市中区丸の内	052-968-2203
	いくたウィメンズクリニック	名古屋市中区栄	052-263-1250
	可世木婦人科 ART クリニック	名古屋市中区栄	052-251-8801
	成田産婦人科	名古屋市中区大須	052-221-1595
	おかだウィメンズクリニック	名古屋市中区正木	052-683-0018
	稲垣婦人科	名古屋市北区大曽根	052-910-5550

都道府県	クリニック名	住所	TEL
愛知県	さわだウイメンズクリニック	名古屋市千種区四谷通	052-788-3588
	まるた ART クリニック	名古屋市千種区覚王山通	052-764-0010
	あいこ女性クリニック	名古屋市名東区よもぎ台	052-777-8080
	名古屋大学医学部附属病院	名古屋市昭和区鶴舞町	052-741-2111
	名古屋市立大学病院	名古屋市瑞穂区瑞穂町	052-851-5511
	八事レディースクリニック	名古屋市天白区音聞山	052-834-1060
	平針北クリニック	日進市赤池町屋下	052-803-1103
	森脇レディースクリニック	みよし市三好町	0561-33-5512
	藤田医科大学病院	豊明市沓掛町	0562-93-2111
	グリーンベル ART クリニック	豊田市喜多町	0565-37-3535
	トヨタ記念病院 ジョイファミリー	豊田市平和町	0565-28-0100
	常滑市民病院	常滑市飛香台	0569-35-3170
	ふたばクリニック	半田市吉田町	0569-20-5000
	原田レディースクリニック	知多市寺本新町	0562-36-1103
	江南厚生病院	江南市高屋町	0587-51-3333
	小牧市民病院	小牧市常普請	0568-76-4131
	浅田レディース勝川クリニック	春日井市松新町	0568-35-2203
	中原クリニック	瀬戸市山手町	0561-88-0311
	つかはらレディースクリニック	一宮市浅野居森野	0586-81-8000
	可世木レディスクリニック	一宮市平和	0586-47-7333
三重県	こうのとり WOMEN'S CARE クリニック	四日市市諏訪栄町	059-355-5577
	慈芳産婦人科	四日市市ときわ	059-353-0508
	みたき総合病院	四日市市生桑町	059-330-6000
	みのうらレディースクリニック	鈴鹿市磯山	059-380-0018
	IVF 白子クリニック	鈴鹿市南江島町	059-388-2288
	ヨナハレディースクリニック	桑名市大字和泉イノ割	0594-27-1703
	三重大学医学部附属病院	津市江戸橋	059-232-1111
	西山産婦人科	津市栄町	059-229-1200
	済生会松阪総合病院	松阪市朝日町	0598-51-2626
	森川病院	伊賀市上野忍町	0595-21-2425
滋賀県	リプロダクション 浮田クリニック	大津市真野	077-572-7624
	木下レディースクリニック	大津市打出浜	077-526-1451
	桂川レディースクリニック	大津市御殿浜	077-511-4135
	竹林ウィメンズクリニック	大津市大萱	077-547-3557
	滋賀医科大学医学部附属病院	大津市瀬田月輪町	077-548-2111
	希望が丘クリニック	野洲市市三宅	077-586-4103
	イーリスウィメンズクリニック	彦根市中央町	0749-22-6216

都道府県	クリニック名	住所	TEL
滋賀県	草津レディースクリニック	草津市渋川	077-566-7575
	清水産婦人科	草津市野村	077-562-4332
京都府	京都 IVF クリニック	京都市下京区貞安前之町	075-585-5987
	醍醐渡辺クリニック	京都市伏見区醍醐高畑町	075-571-0226
	京都府立医科大学附属病院	京都市上京区河原町	075-251-5111
	田村秀子婦人科医院	京都市中京区御所八幡町	075-213-0523
	足立病院	京都市中京区東洞院通り	075-253-1382
	京都大学医学部附属病院	京都市左京区聖護院川原町	075-751-3111
	IDA クリニック	京都市山科区安朱南屋敷町	075-583-6515
	身原病院	京都市西京区上桂宮ノ後町	075-392-3111
大阪府	大阪 New ART クリニック	大阪市北区梅田	06-6341-1556
	オーク梅田レディースクリニック	大阪市北区梅田	0120-009-345
	HORAC グランフロント大阪クリニック	大阪市北区大深町	06-6377-8824
	リプロダクションクリニック大阪	大阪市北区大深町	06-6136-3344
	レディース& ART クリニック サンタクルス ザ ウメダ	大阪市北区茶屋町	06-6374-1188
	越田クリニック	大阪市北区角田町	06-6316-6090
	扇町レディースクリニック	大阪市北区野崎町	06-6311-2511
	うめだファティリティークリニック	大阪市北区豊崎	06-6371-0363
	レディースクリニックかたかみ	大阪市淀川区中島	06-6100-2525
	小林産婦人科	大阪市都島区都島北通	06-6924-0934
	レディースクリニック北浜	大阪市中央区高麗橋	06-6202-8739
	西川婦人科内科クリニック	大阪市中央区備後町	06-6201-0317
	ウィメンズクリニック本町	大阪市中央区北久宝寺町	06-6251-8686
	春木レディースクリニック	大阪市中央区南船場	06-6281-3788
	脇本産婦人科・麻酔科	大阪市天王寺区空堀町	06-6761-5537
	奥野病院	大阪市阿倍野区天王寺町	06-6719-2200
	大阪鉄道病院	大阪市阿倍野区松崎町	06-6628-2221
	IVF なんばクリニック	大阪市西区南堀江	06-6534-8824
	オーク住吉産婦人科	大阪市西成区玉出西	0120-009-345
	岡本クリニック	大阪市住吉区長居東	06-6696-0201
	大阪急性期・総合医療センター	大阪市住吉区万代東	06-6692-1201
	園田桃代 ART クリニック	豊中市新千里東町	06-6155-1511
	たまごクリニック 内分泌センター	豊中市曽根西町	06-4865-7017
	なかむらレディースクリニック	吹田市豊津町	06-6378-7333
	吉本婦人科クリニック	吹田市片山町	06-6337-0260
	奥田産婦人科	茨木市竹橋町	072-622-5253
	大阪医科薬科大学病院	高槻市大学町	072-683-1221

都道府県	クリニック名	住所	TEL
大阪府	後藤レディースクリニック	高槻市白梅町	072-683-8510
	イワサクリニック セントマリ不妊センター	枚方市香里園町	072-831-1666
	天の川レディースクリニック ひらかた院	枚方市大垣内町	072-804-4124
	関西医料大学附属病院	枚方市新町	072-804-0101
	天の川レディースクリニック	交野市私部西	072-892-1124
	IVF 大阪クリニック	東大阪市長田東	06-4308-8824
	てらにしレディースクリニック	大阪狭山市池尻自由丘	072-367-0666
	近畿大学病院	大阪狭山市大野東	072-366-0221
	ルナレディースクリニック 不妊・更年期センター	堺市堺区市之町	0120-776-778
	いしかわクリニック	堺市堺区新町	072-232-8751
	KAWA レディースクリニック	堺市南区若松台	072-297-2700
	府中のぞみクリニック	和泉市府中町	0725-40-5033
	谷口病院	泉佐野市大西	072-463-3232
	レオゲートタワーレディースクリニック	泉佐野市りんくう往来北	072-460-2800
兵庫県	英ウィメンズクリニック	神戸市中央区三宮町	078-392-8723
	神戸元町 夢クリニック	神戸市中央区明石町	078-325-2121
	山下レディースクリニック	神戸市中央区磯上通	078-265-6475
	神戸 ART クリニック	神戸市中央区雲井通	078-261-3500
	神戸アドベンチスト病院	神戸市北区有野台	078-981-0161
	中村レディースクリニック	神戸市西区持子	078-925-4103
	久保みずきレディースクリニック 菅原記念診療所	神戸市西区美賀多台	078-961-3333
	くぼたレディースクリニック	神戸市東灘区住吉本町	078-843-3261
	レディースクリニックごとう	南あわじ市山添	0799-45-1131
	オガタファミリークリニック	芦屋市松ノ内町	0797-25-2213
	徐クリニック・ART センター	西宮市松籟荘	0798-54-8551
	すずきレディースクリニック	西宮市田中町	0798-39-0555
	レディース& ART クリニック サンタクルス ザ ニシキタ	西宮市高松町	0798-62-1188
	英ウィメンズクリニック にしのみや院	西宮市高松町	0798-63-8723
	兵庫医科大学病院	西宮市武庫川町	0798-45-6111
	レディースクリニック Taya	伊丹市伊丹	072-771-7717
	近畿中央病院	伊丹市車塚	072-781-3712
	小原ウイメンズクリニック	宝塚市山本東	0797-82-1211
	シオタニレディースクリニック	三田市中央町	079-561-3500
	中林産婦人科	姫路市白国	079-282-6581
	Koba レディースクリニック	姫路市北条口	079-223-4924
	西川産婦人科	姫路市花田町	079-253-2195
	親愛産婦人科医院	姫路市網干区垣内中町	079-271-6666

都道府県	クリニック名	住所	TEL
兵庫県	博愛産科婦人科	明石市二見町	078-941-8803
	親愛レディースクリニック	加古川市加古川町	079-421-8811
	小野レディースクリニック	小野市西本町	0794-62-1103
	福田産婦人科麻酔科	赤穂市加里屋	0791-43-5357
	赤穂中央病院	赤穂市惣門町	0791-45-1111
奈良県	ASKA レディース・クリニック	奈良市北登美ヶ丘	0742-51-7717
	富雄産婦人科	奈良市三松	0742-43-0381
	久永婦人科クリニック	奈良市西大寺東町	0742-32-5505
	赤崎クリニック 高度生殖医療センター	桜井市谷	0744-43-2468
	ミズクリニックメイワン	橿原市四条町	0744-20-0028
	三橋仁美レディースクリニック	大和郡山市矢田町通	0743-51-1135
和歌山県	日本赤十字社和歌山医療センター	和歌山市小松原通	073-422-4171
	うつのみやレディースクリニック	和歌山市美園町	073-423-1987
	岩橋産科婦人科	和歌山市関戸	073-444-4060
	奥村レディースクリニック	橋本市東家	0736-32-8511
鳥取県	タグチ IVF レディースクリニック	鳥取市覚寺	0857-39-2121
	鳥取県立中央病院	鳥取市江津	0857-26-2271
	ミオ ファティリティクリニック	米子市車尾南	0859-35-5211
	鳥取大学医学部附属病院	米子市西町	0859-38-6642
	彦名レディスライフクリニック	米子市彦名町	0859-29-0159
島根県	内田クリニック	松江市浜乃木	0120-58-2889
	八重垣レディースクリニック	松江市東出雲町	0852-52-7790
	島根大学医学部附属病院	出雲市塩冶町	0853-23-2111
岡山県	岡山大学病院	岡山市北区鹿田町	086-223-7151
	名越産婦人科リプロダクションセンター	岡山市北区庭瀬	086-293-0553
	岡山二人クリニック	岡山市北区津高	086-256-7717
	三宅医院生殖医療センター	岡山市南区大福	086-282-5100
	岡南産婦人科医院	岡山市南区平福	086-264-3366
	ペリネイト母と子の病院	岡山市中区倉益	086-276-8811
	赤堀クリニック	津山市椿高下	0868-24-1212
	倉敷成人病センター	倉敷市白楽町	086-422-2111
	倉敷中央病院	倉敷市美和	086-422-0210
広島県	幸の鳥レディスクリニック	福山市春日町	084-940-1717
	よしだレディースクリニック	福山市新涯町	084-954-0341
	広島中央通り 香月産婦人科	広島市中区三川町	082-546-2555
	絹谷産婦人科	広島市中区本通	082-247-6399
	広島 HART クリニック	広島市南区松原町	082-567-3866

都道府県	クリニック名	住所	TEL
広島県	IVF クリニックひろしま	広島市南区松原町	082-264-1131
	県立広島病院	広島市南区宇品神田	082-254-1818
	香月産婦人科	広島市西区己斐本町	082-272-5588
	笠岡レディースクリニック	呉市西中央	0823-23-2828
山口県	山下ウイメンズクリニック	下松市瑞穂町	0833-48-0211
	徳山中央病院	周南市孝田町	0834-28-4411
	山口県立総合医療センター	防府市大字大崎	0835-22-4411
	関門医療センター	下関市長府外浦町	083-241-1199
	済生会下関総合病院	下関市安岡町	083-262-2300
	新山口こうのとりクリニック	山口市小郡花園町	083-902-8585
	山口大学医学部附属病院	宇部市南小串	0836-22-2111
徳島県	蕙愛レディースクリニック	徳島市佐古三番町	088-653-1201
	徳島大学病院	徳島市蔵本町	088-633-7175
	中山産婦人科	板野郡藍住町	088-692-0333
香川県	高松市立みんなの病院	高松市仏生山町	087-813-7171
	高松赤十字病院	高松市番町	087-831-7101
	よつばウィメンズクリニック	高松市円座町	087-885-4103
	安藤レディースクリニック	高松市多肥下町	087-815-2833
	厚仁病院 産婦人科 生殖医療部門	丸亀市通町	0877-85-5353
	四国こどもとおとなの医療センター	善通寺市仙遊町	0877-62-1000
愛媛県	梅岡レディースクリニック	松山市竹原町	089-943-2421
	矢野産婦人科	松山市昭和町	089-921-6507
	福井ウイメンズクリニック	松山市星岡	089-969-0088
	つばきウイメンズクリニック	松山市北土居	089-905-1122
	ハートレディースクリニック	東温市野田	089-955-0082
	こにしクリニック	新居浜市庄内町	0897-33-1135
	愛媛労災病院	新居浜市南小松原町	0897-33-6191
高知県	レディスクリニックコスモス	高知市杉井流	088-861-6700
	高知医療センター	高知市池	088-837-3000
	高知大学医学部附属病院	南国市岡豊町	088-866-5811
福岡県	石松ウイメンズクリニック	北九州市小倉南区津田新町	093-474-6700
	ほりたレディースクリニック	北九州市小倉北区京町	093-513-4122
	セントマザー産婦人科医院	北九州市八幡西区折尾	093-601-2000
	齋藤シーサイドレディースクリニック	遠賀郡芦屋町	093-701-8880
	井上 善レディースクリニック	福岡市中央区天神	092-406-5302
	アイブイエフ詠田クリニック	福岡市中央区天神	092-735-6655
	古賀文敏ウイメンズクリニック	福岡市中央区天神	092-738-7711

都道府県	クリニック名	住所	TEL
福岡県	中央レディスクリニック	福岡市中央区天神	092-736-3355
	en 婦人科クリニック	福岡市中央区谷	092-791-2533
	日浅レディースクリニック	福岡市中央区大名	092-726-6105
	浜の町病院	福岡市中央区長浜	092-721-0831
	蔵本ウイメンズクリニック	福岡市博多区博多駅東	092-482-5558
	九州大学病院	福岡市東区馬出	092-641-1151
	福岡山王病院	福岡市早良区百道浜	092-832-1100
	婦人科永田おさむクリニック	糟屋郡粕屋町	092-938-2209
	福岡東医療センター	古賀市千鳥	092-943-2331
	久留米大学病院	久留米市旭町	0942-35-3311
	空の森 KYUSHU	久留米市天神町	0942-46-8866
	いでウィメンズクリニック	久留米市天神町	0942-33-1114
	高木病院 不妊センター	大川市酒見	0944-87-0068
	平井外科産婦人科	大牟田市明治町	0944-54-3228
佐賀県	谷口眼科婦人科	佐賀市武雄町	0954-23-3170
	おおくま産婦人科	佐賀市高木瀬西	0952-31-6117
長崎県	岡本ウーマンズクリニック	長崎市江戸町	095-820-2864
	長崎大学病院	長崎市坂本	095-819-7200
	みやむら女性のクリニック	長崎市川口町	095-849-5507
熊本県	福田病院	熊本市中央区新町	096-322-2995
	熊本大学病院	熊本市中央区本荘	096-344-2111
	ソフィアレディースクリニック水道町	熊本市中央区水道町	096-322-2996
	伊井産婦人科病院	熊本市中央区大江本町	096-364-4003
	ART 女性クリニック	熊本市東区神水本町	096-360-3670
	片岡レディスクリニック	八代市本町	0965-32-2344
大分県	セント・ルカ産婦人科	大分市東大道	097-547-1234
	大川産婦人科・高砂	大分市高砂町	097-532-1135
	大分大学医学部附属病院	由布市挟間町	097-549-4411
宮崎県	古賀総合病院	宮崎市池内町	0985-39-8888
	ゆげレディスクリニック	宮崎市橘通東	0985-77-8288
	ART レディスクリニックやまうち	宮崎市高千穂通	0985-32-0511
	渡辺産婦人科	日向市大字平岩	0982-57-1011
	野田医院	都城市蔵原	0986-24-8553
	丸田病院	都城市八幡町	0986-23-7060
鹿児島県	徳永産婦人科	鹿児島市田上	099-202-0007
	あかつき ART クリニック	鹿児島市中央町	099-296-8177
	鹿児島大学病院 女性診療センター	鹿児島市桜ケ丘	099-275-5111

都道府県	クリニック名	住所	TEL
鹿児島県	レディースクリニックあいいく	鹿児島市小松原	099-260-8878
	松田ウイメンズクリニック 不妊生殖医療センター	鹿児島市山之口町	099-224-4124
	境田医院	出水市 米ノ津町	0996-67-2600
	フィオーレ第一病院	姶良市加治木町本町	0995-63-2158
	竹内レディースクリニック 附設高度生殖医療センター	姶良市東餅田	0995-65-2296
沖縄県	ウイメンズクリニック糸数	那覇市泊	098-869-8395
	友愛医療センター	豊見城市与根	098-850-3811
	空の森クリニック	島尻郡八重瀬町	098-998-0011
	うえむら病院 リプロダクティブセンター	中頭郡中城村	098-895-3535
	琉球大学医学部附属病院	中頭郡西原町	098-895-3331
	やびく産婦人科・小児科	中頭郡北谷町	098-936-6789

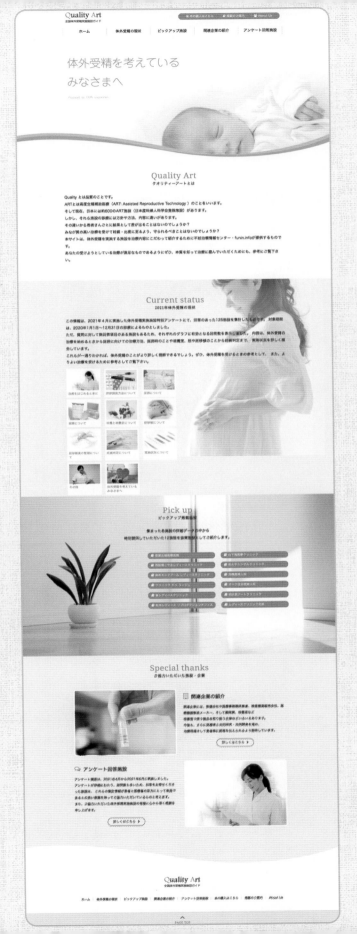

専用のWEBページもご覧ください。

書籍発行後、適時WEB更新します。

www.quality-art.jp

体外受精を考えているみなさまへ

保険診療がはじまった
全国体外受精実施施設ガイドブック 2022

発行日／2023 年 4 月 10 日
発行人／谷高哲也
制　作／不妊治療情報センター・funin.info
発行所／株式会社 シオン　電話０３-３３９７-５８７７
　　　　〒167-0042　東京都杉並区西荻北 2-3-9 グランピア西荻窪 6 F
発売所／丸善出版株式会社　電話０３-３５１２-３２５６
　　　　〒101-0051　東京都千代田区神田神保町 2-17 神田神保町ビル 6 F
印　刷／シナノ印刷株式会社

ISBN978-4-903598-86-4　C5077

不妊治療情報センター／FUNIN.INFO は、（株）シオンによって企画、運営されています。
本誌のデータの無断転載は固くお断りします。　法律で認められた場合を除き、本誌からの
コピー（複写）を禁じます。

© Cion Corporation　2023　Printed in Japan